Biogenes Magnesium und Kalzium

Hoffnung bei
Arthrose
Osteoporose
Übersäuerung
Ausleitung
Entschlackung
Stärkung des
Immunsystems
Stress und
Altersbeschwerden

© Günter Albert Ulmer Verlag

Hauptstr. 16

78609 Tuningen

Tel. 07464-98740 / 14

www.ulmertuningen.de

Text, Layout

Günter Albert Ulmer

Mitarbeit

Prof.-Ing. Dieter Lauer

ISBN 978-3-932346-71-2

Günter Albert Ulmer

Biogenes Magnesium und Kalzium

Hoffnung bei
Arthrose
Osteoporose
Übersäuerung
Ausleitung
Entschlackung
Stärkung des Immunsystems
Stress und
Altersbeschwerden

Günter Albert Ulmer Verlag - Tuningen

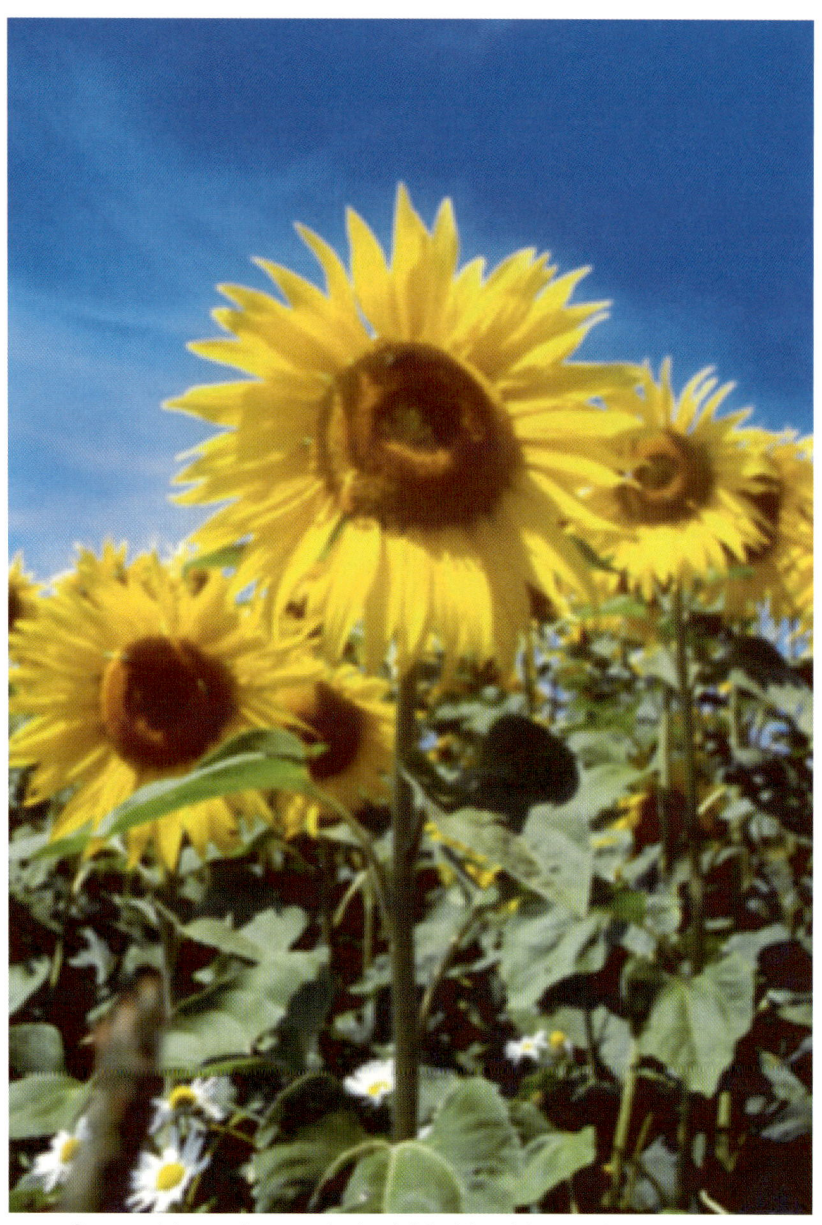

Sonnenblumenkerne sind reichhaltige Magnesiumträger

Inhaltsverzeichnis

Wie wichtig sind Mineralien in unserem Körper?

Neben den Baustoffen Eiweiß und den Energieträgern Fett und Kohlenhydrate sind auch die Regler- und Schutzstoffe wie Vitamine und Mineralien für die Leistungsfähigkeit und das Wohlbefinden unseres Körpers unverzichtbar. **Sie haben wichtige Funktionen im gesamten Stoffwechselgeschehen und auch noch weit darüber hinaus.**

Differenzierte Stoffwechselabläufe sind ohne Mineralien nicht möglich. Dabei handelt es sich auch um Salze und Nichtsalze, die täglich im Körper gebraucht werden; schließlich sind über 50 000 unterschiedliche Stoffwechselvorgänge von ihnen zu steuern. **Erst die Mineralien machen das Leben möglich.** Sie sorgen für das körperliche und seelische Gleichgewicht.

Sie tragen wesentlich zur Steuerung der Lebensvorgänge bei. Vitamine werden oft erst durch die Anwesenheit von Mineralstoffen wirksam. Man spricht von sogenannten Makro- oder Mengenelementen, weil sie in größeren Mengen im Körper vorhanden sind und von sogenannten Mikro- oder Spurenelementen, die nur in ganz geringen Mengen vorkommen.

Mineralstoffe und Spurenelemente sind in unserem Körper als Baustoffe in Geweben und Substanzen auch für viele Zellaktivitäten unbedingt notwendig. Unser Lebensmechanismus kommt ohne eine entsprechende Versorgung mit Bioelementen zum Erliegen. Unser Körper besteht generell zu etwa 4-5 Prozent aus Mineralmaterie.

In den lebenden Zellen des Körpers bauen Mineralstoffe und Spurenelemente Knochen und Zähne auf und halten sie funktionsfähig; sie sind auch verantwortlich für die

Druckverhältnisse des Blutes und anderer Körpersäfte; schaffen bestimmte Löslichkeitsverhältnisse; wirken zusammen mit Vitaminen, Hormonen und Enzymsystemen bei vielen Stoffwechselvorgängen und haben entscheidende Reglerwirkungen auf den Säure-Basen-Haushalt des Körpers.

Die Mineralien wirken in ihrer Gesamtheit auch als Puffersystem im Organismus, stabilisieren den pH-Wert, erhöhen die Löslichkeit von Kolloiden, empfangen und übertragen Reizimpulse und regulieren den Tonus der Zellen. Einige dieser Elemente beeinflussen als Bestandteile von Enzymen wichtige Stoffwechselprozesse.

Die Vitamine, Mineralstoffe und Spurenelemente sind echte Eckpfeiler für unsere Gesundheit und für unser Wohlbefinden. Trotz ihrer Winzigkeiten sind sie jedoch für den regulären Ablauf ungezählter organischer Funktionen unverzichtbar. **Der notwendigen Zufuhr dieser Mineralien muss unsere ganze Aufmerksamkeit gelten, denn sie sind Basisbestandteile einer ganzheitlich orientierten Ernährung.**

Bei besonderen körperlichen Belastungen und in Stress-Situationen kommt es zu einer erhöhten Ausscheidung von Körperflüssigkeit durch die Haut, durch die Nieren und die Lunge. **Diese Ausscheidung ist mit Verlusten an Mineralstoffen verbunden.**

Der Ausgleich des Mineralstoffdefizits, das sich in Schwächezuständen und Muskelzittern äußern kann, hängt von der Verfügbarkeit des Mineralstoffangebotes aus den gewählten Nahrungsmitteln ab.

Mineralstoffmenge im Körper
(Orientierungswerte) in Gramm
bei einem Körpergewicht von 70 kg

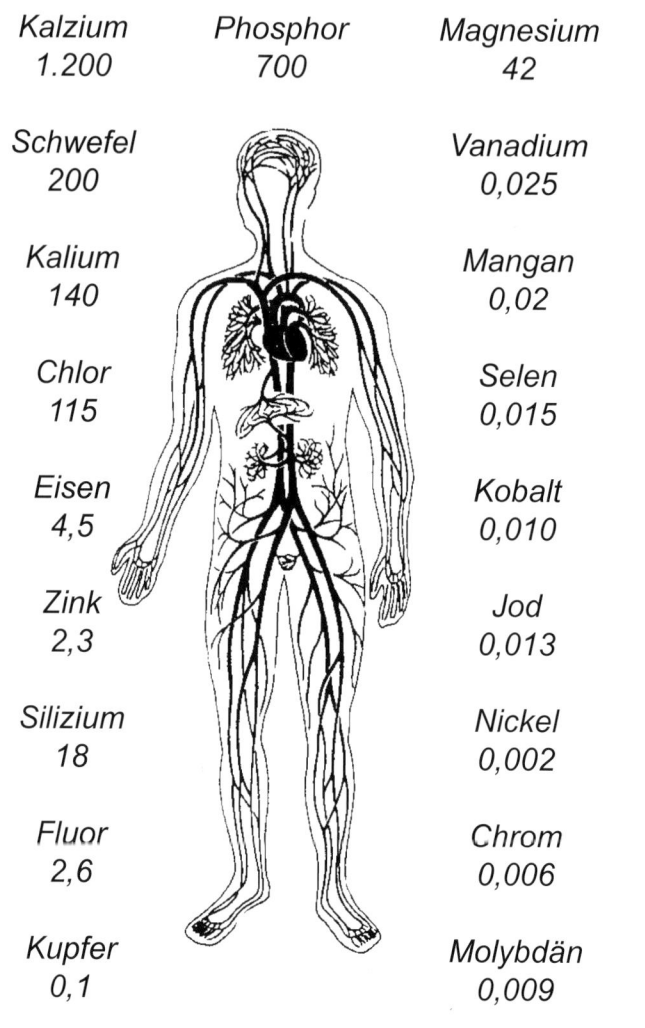

Kalzium	Phosphor	Magnesium
1.200	700	42

Schwefel	Vanadium
200	0,025
Kalium	Mangan
140	0,02
Chlor	Selen
115	0,015
Eisen	Kobalt
4,5	0,010
Zink	Jod
2,3	0,013
Silizium	Nickel
18	0,002
Fluor	Chrom
2,6	0,006
Kupfer	Molybdän
0,1	0,009

Eine Reihe von Mineralstoffen benötigt der Körper in relativ größeren Mengen, andere nur in verschwindend kleinen Spuren. Deshalb spricht man hier von Spurenelementen.

Kalzium und Phosphor sind wesentliche Bestandteile der Knochen. Dabei kommt Kalzium (Kalk) in größeren Mengen verhältnismäßig in ganz wenigen Nahrungsmitteln vor, wodurch Kalzium-Mangel die häufigste Form einer Mineralstoffunterversorgung darstellt.

Eine besondere Beachtung gebührt auch dem Magnesium. **Die gleiche Rolle, die das Eisen im Blut und im Körper einnimmt, spielt das Magnesium im Chlorophyll der Pflanzen.**

Magnesium gilt als Anziehungspunkt für die Kraft der Sonne und gibt einer Pflanze genau das, womit sie Blattgrün bilden kann. Magnesium ist also lebenswichtig für Pflanze, Mensch und Tier.

Wenn beim Menschen der Magnesiumgehalt des Blutes von 2,2 Milligramm auf 1 Milligramm sinkt, steigen Cholesteringehalt und Reststickstoff bedenklich an.

Der französische Forscher Dr. Delbet hat in langjährigen Untersuchungen in Gebieten mit magnesiumarmen Böden eine höhere Zahl an Krebskranken festgestellt. Es besteht - nach Dr. med. Karl Windstosser - kein Zweifel, **dass ständig wiederholte Störungen des Mineralsalzhaushaltes eine der vielen Ursachen der Krebsleiden sind.**

Wenn im Alter beim Menschen auch der Energiebedarf meist geringer ist, so sind aber die Mineralstoffe und Vitamine zur Aufrechterhaltung der Vitalität in vollem Umfang weiterhin notwendig, insbesodere gilt dies für die Enzyme, bei denen Magnesium eine ganz gewichtige Rolle spielt.

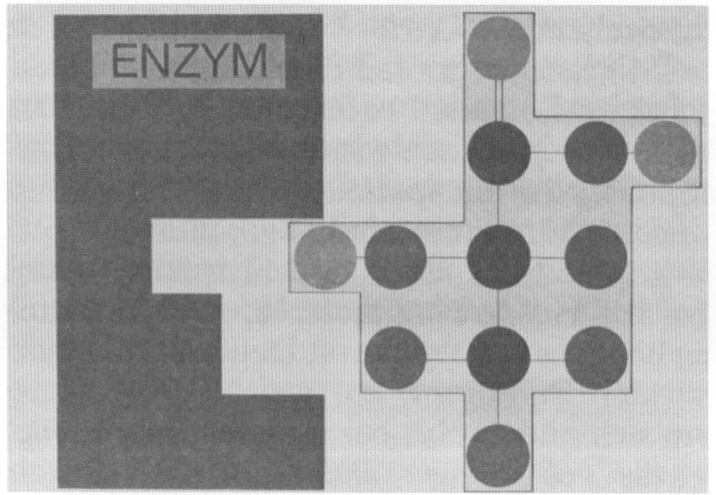

Die Rolle der Enzyme könnte mit der Rolle verschiedener Schlüssel verglichen werden, von denen jeder nur imstande ist, ein ganz bestimmtes Schloss zu öffnen.

So verbinden sich Substratmoleküle für kurze Zeit mit einem Enzym, das eine genau sich ergänzende Gestalt hat.

Das Enzym aktiviert die Substratmoleküle. Ist die Umwandlung vollzogen, verlässt das neu entstandene Produkt das Enzym, welches dann wieder für einen weiteren Prozess frei ist.

10

Magnesium und Enzyme

Bei Untersuchungen wurde festgestellt, dass im menschlichen Organismus etwa 7000 verschiedene Enzyme in wohl abgestimmter Weise am Werk sind. Jedes einzelne Enzym erkennt den Stoff, dessen Reaktion es steuern soll. Auf diese Weise ist eine Vielfalt gleichzeitiger Stoffwechselprozesse im Körper möglich.

Enzyme sind Verbindungen, die verschiedene Substanzen im Körper miteinander verknüpfen, chemische Prozesse beschleunigen und lenken und dafür Sorge tragen, dass alles optimal abläuft. Eine Verbrennung organischer Substanzen wäre bei unserer relativ niedrigen Körpertemperatur überhaupt nicht möglich. Dass sie trotzdem stattfindet, verdanken wir den Biokatalysatoren, den Enzymen.

Enzyme zerlegen fremde Bausteine der aufgenommenen Nahrung und überführen dann die zerlegten Bausteine in körpereigene Substanzen. Weiter spricht man von **Atmungsenzymen, wenn diese für die Verbrennung (Oxidation der Stoffe), für die Zellatmung und für die Erneuerung von Wärme und Energie in der Zelle sorgen.** Verschiedene Enzyme werden im Körper so zu Ketten hintereinander geschaltet, dass die biochemischen Reaktionen stufenweise und langsam ablaufen. Wie z.B. bei der Atmungskette, bei der über mehrere Enzyme schrittweise Sauerstoff in den Zellen verwertet wird.

Nach Darstellung von Nobelpreisträger Prof. Warburg (1931) sind allein an der Verwandlung von Traubenzucker in Milchsäure nicht weniger als 11 Enzyme beteiligt. Prof. Warburg entdeckte als Erster, dass die Nutzbarmachung des Sauerstoffs bei der Zellatmung (innere Atmung) durch

Enzyme erfolgt und dass diese Enzyme als Wirkungsstelle einen Schwermetallkern, meist einen Eisenkern, im Co-Enzym haben.

Es gibt eine große Anzahl an Enzymen mit speziellen Aufgaben, die nicht alle erwähnt werden können. Es soll hier nur auf einige wichtige Enzyme beispielhaft eingegangen werden: **Amylasen** bauen die Stärke ab. Sie finden sich im Speichel und in den Verdauungssäften. **Bromelain**, aus Ananas gewonnen, wird bei Verdauungsschwäche, aber auch bei Entzündungen verwendet. **Chymotrypsin** sorgt mit anderen Enzymen für die Eiweißverdauung. **Enterokinasen** dienen dazu, andere Enzyme im Organismus wirksam zu machen. **Hyaluronidase** dient der Fortpflanzung. **Katalase** befindet sich im Speichel, in der Leber und in den roten Blutkörperchen und spaltet das Abfallprodukt Wasserstoffsuperoxid in Wasser und Sauerstoff. **Lipasen** sind für die Aufspaltung der Nahrungsfette in Glycerin und Fettsäuren verantwortlich. Lysozym befindet sich in der Tränenflüssigkeit zur Bekämpfung von Bakterien. **Papain,** ein eiweißspaltendes Enzym, tötet Darmparasiten und hilft bei der Verdauung schwerer Mahlzeiten. **Pepsin**, das Verdauungsenzym des Magensaftes, war das erste Enzym, das 1836 von Theodor Schwann entdeckt wurde. **Trypsin** spaltet Eiweiß und dient der Verdauung von eiweißreichen Speisen; es wurde 1849 zum ersten Mal im Sekret der Bauchspeicheldrüse nachgewiesen. **Urease,** ein harnstoffspaltendes Enzym, wurde erstmals 1929 von Sumner in einer kristallinen Form dargestellt. **Magnesium gilt als Co-Faktor und ist an unendlich vielen Enzymen beteiligt. Es ist einer der stärksten Aktivatoren aller bekannten Enzyme.**

Lebenswichtige Informationen in der Ernährung

Namhafte Forscher sind überzeugt, dass unsere Körperzellen nicht nur Energie und Reglerstoffe benötigen, sondern auch ganz wichtige naturgegebene Informationen. Es geht vor allem darum, dass die Aktionen und Reaktionen in unseren Körperzellen und Organen, die für unsere Gesundheit ausschlaggebend sind, auch **unzählige Informationen benötigen, die die Aktionen und Reaktionen erst auslösen können.**

Damit aus Chaos Kosmos werden kann, oder anders ausgedrückt, damit aus Disharmonie (Krankheit) Harmonie (Gesundheit) wird, benötigt es Bio-Informationen. Wenn die naturgegebenen Informationen vorhanden sind, kann sich auch das Gleichgewicht wieder einstellen.

Nach den russischen Forschern Karznachejev und Michailowa haben gerade die Probleme der Übertragung des Empfangs und der Speicherung biologischer Informationen, sowohl in einzelnen Zellen, als auch in Organen, erstrangige Bedeutung erlangt.

Insbesondere **die Mineralien und Spurenelemente sind nicht nur Überträger, sondern auch Leiter solcher Informationen.** Ursprung der Information, insbesondere in der Nahrung, ist die gesamte Strahlung aus dem Kosmos, speziell diejenige der Sonne. Durch das Chlorophyll, den Pflanzenfarbstoff mit seinem Magnesiumanteil, der das Sonnenlicht optimal aufnehmen kann, wird die aufgenommene Lichtenergie auf die DNS (Desoxyribonukleinsäure) hin konzentriert. Man könnte sie auch als Energiesilo bezeichnen. 1913 schrieb der Biochemiker Richard Willstätter seine Dissertation über Chlorophyll. Darin erklärte er, dass das Chlorophyll fähig sei, mit Hilfe des darin gespeicherten

Chlorophyll

Hämoglobin

Sonnenlichtes aus toter Materie lebende Substanz aufzubauen. Für seine Arbeit der Analyse des Chlorophyll-Molekülaufbaus erhielt er 1915 den Nobelpreis. Der Arzt Dr. Hans Fischer, ebenfalls Nobelpreisträger (1930), fand heraus, dass die Chemie der grünen Blätter fast identisch ist mit unserem Blutfarbstoff, dem Hämoglobin.

Der grüne Pflanzenfarbstoff Chlorophyll gehört chemisch zu der Gruppe der Lipochrome. Darunter versteht man gelbe bis orange Pflanzenfarben, die man z.B. in gelbem Paprika oder in den Karotten findet. Chlorophylle sind Magnesiumkomplexe, die zur Photosynthese und damit zur Energiegewinnung aus Licht unbedingt erforderlich sind. **Diese in den Pflanzen gespeicherte und äußerst wertvolle Lichtenergie, also die Biophotonen, unterstützen den Körper in vielen lebenserhaltenden Vorgängen.** Sie übertragen hochwertige Lichtenergien aus dem Kosmos in die Zellen und Gewebe des Körpers und fördern nachhaltig die Zellatmung und den Zellstoffwechsel. Chlorophyll unterstützt auch die präzise Funktion unseres Gehirns, unser Nerven-, Hormon- und Zellsystem.

Die Erkenntnis, dass die Informationen aus dem Tier- und Pflanzenreich in unserer Nahrung wichtig sind, **muss als elementares Maß in die ethische Qualitätsbeurteilung unserer Ernährung einbezogen werden.** Nach Prof. Popp besteht die Nahrungsmittelqualität im Wesentlichen nicht in erster Linie im Energiegehalt (Kalorien), **sondern vor allem in deren Gehalt an potentieller Information.**

Berechnungen haben gezeigt, dass das spiralförmige DNS-Molekül ein idealer Lichtspeicher ist und durch rhythmische Kontraktionen Licht aufnehmen und abgeben kann. Die in der DNS gespeicherten Photonen (Lichtteilchen) sind nicht

Licht- und Informationsspeicher in unseren Zellen

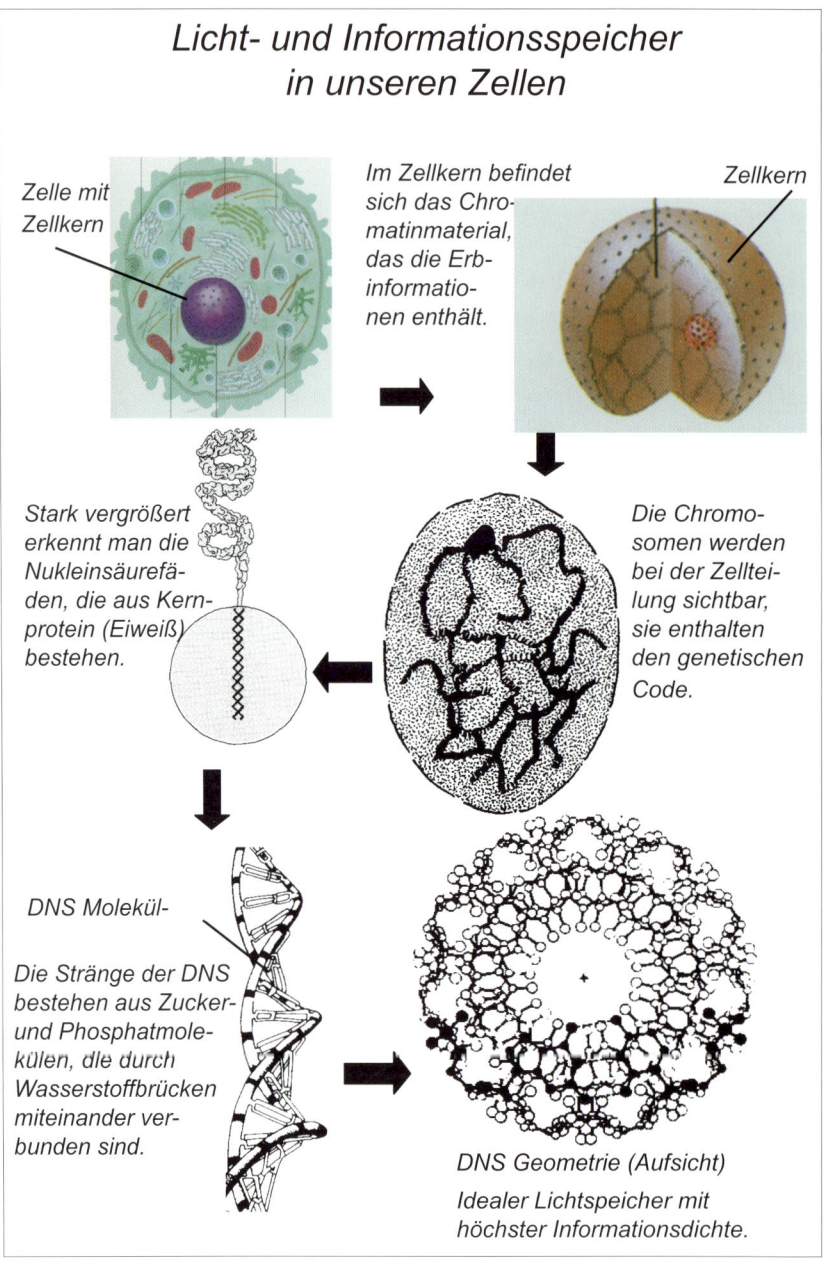

Zelle mit Zellkern

Im Zellkern befindet sich das Chromatinmaterial, das die Erbinformationen enthält.

Zellkern

Stark vergrößert erkennt man die Nukleinsäurefäden, die aus Kernprotein (Eiweiß) bestehen.

Die Chromosomen werden bei der Zellteilung sichtbar, sie enthalten den genetischen Code.

DNS Molekül-

Die Stränge der DNS bestehen aus Zucker- und Phosphatmolekülen, die durch Wasserstoffbrücken miteinander verbunden sind.

DNS Geometrie (Aufsicht)

Idealer Lichtspeicher mit höchster Informationsdichte.

nur für die Information, sondern für den gesamten Energiehaushalt der Zellen verantwortlich. Nukleinsäuren mit ihren Kettenmolekülen weisen höchste Informationsdichte auf.

Wenn das Wesentliche der Ernährung die Sonnenenergie ist, dann muss die Speicherfähigkeit für Sonnenphotonen ein Maß für die Qualität der Nahrung sein. Die Sonnenlicht-Informationen bauen geordnete Strukturen auf.

Die Ordnung des Lichtes wird in der Physik als Kohärenz bezeichnet. Die Kohärenz bedeutet die Fähigkeit der Wellen zur Überlagerung. Das Speichervermögen für Sonnenlicht und Kohärenz sind miteinander verbundene Phänomene. Kohärente Zustände sind Wellenpakete mit ganz außergewöhnlichen biogenen Eigenschaften.

Die Zellmembran wird von Alphahelix-Proteinen durchquert, die eine wichtige Aufgabe bei der Signalübermittlung zwischen Zelle und Zellumgebung erfüllen. Die Fortsätze dieser Proteine an der Zelloberfläche dienen vermutlich als Antennen für elektromagnetische Signale. Lebewesen sind aus dieser Sicht komplexe Antennensysteme, die über einen breiten Bandbereich empfangen, aber auch senden können.

Unser Körper braucht unbedingt ein hohes Niveau an Ordnung, welches nur durch geeignete Informationen erreicht werden kann. Damit das biochemische und energetische Zellgeschehen normal und geordnet abläuft, benötigen die Zellen unzählige biogene Informationen. Nur durch diese Informationen kann sich die Zelle zurechtfinden. Woher sollen die Zellen wissen, was sie herstellen, wie sie funktionieren, wie sie sich teilen sollen und wann die Teilung aufhören soll?

Interessant dabei ist: Nicht nur die Nerven leiten Informationen weiter, sondern auch Eiweißketten im Gewebe. In der Regel werden schwache, man kann sagen ultraschwache Signale von den Eiweißketten weitergeleitet.

Man kann davon ausgehen, dass biologische Systeme extrem empfindliche Empfängersysteme sind und selbst noch auf schwächste Signale reagieren. **So ist die Nahrungs- und Nahrungsergänzungszufuhr für uns auch Empfang von Information. Ohne sie könnten die Zellen auf Dauer nicht am Leben erhalten werden.**

Für alle Lebensprozesse ist es wichtig, dass es sich hierbei um total naturbelassene Bio-Informationen handelt.

Die Verarbeitung und Verdauung der Nahrung läuft wie ein Konzert ab, das von den komplexen Lichtspielen dirigiert wird. Die Kalorienaufnahme entspricht der Anregung von Milliarden und Abermilliarden Taktstöcken dieses Konzerts.

Nach diesen Vorstellungen verdanken wir es dem extrem stabilen Biophotonen-Feld des Organismus, dass „Misstöne" - wenigstens kurzzeitig - auch verkraftet werden können. Langfristig dürften aber ständige Aberrationen Informationskatastrophen auslösen, so zum Beispiel Krebs, Herz-Kreislauf-Versagen, Allergien und vieles mehr.

Die Frage ist, wie werden die biogenen Informationen im Körper allumfassend und schnellstens geleitet und weitergeleitet? Nach neuesten Forschungen soll dies auch über das Bindegewebe geschehen.

Alles in unserem Körper ist über das Bindegewebe vernetzt. Es verbindet einzelne Zellen zu Geweben, Gewebe zu Organen, Organe zu Systemen, haftet Muskeln an Knochen und Knochen an Gelenke, umhüllt jeden Nerv und jedes Blutgefäß und umschließt den Körper als Ganzes.

Jeder einzelne Bestandteil ist mit jedem anderen über dieses Netzwerk verbunden. Diese zähflüssige Grundsubstanz soll nach den jetzigen Forschungen des Komplementärmediziners Dr. Jim Oschman aus flüssigen Kristallen bestehen. Er bezeichnet das Bindegewebe als lebende Matrix.

Er hält den geheimnisvollen Stoff Kollagen für die energetischen Leitbahnen im Körper. Alle Lebensfunktionen sowie die gesamten elektromagnetischen Wirkungen auf den Organismus werden durch diese Grundsubstanz vermittelt. Die lebende Matrix stellt ein High-Tech-Kommunikations-System dar, das 10 bis 20 mal schneller Signale leitet, als dies Impulse über die Nervenbahnen ermöglichen.

So dient die Nahrung dem Verbraucher nicht nur als Energie- und Baustoff, sondern im Wesentlichen auch als gute oder schlechte Information.

Jeder Mensch sollte sich bewusst werden, wie wichtig die Informationen, die zur Ordnung führen, sind, denn zur Erhaltung oder Wiedererlangung der Gesundheit ist die Ordnung oft wichtiger als eine vermehrte Energiezufuhr.

Das Säure-Basen-Gleichgewicht und das richtige Kalzium-Magnesium Verhältnis

Der Organismus eines gesunden Menschen besteht zu 20 Prozent aus Säuren und zu 80 Prozent aus Basen. **Dieses Säure-Basen-Verhältnis muss der Körper aufrecht erhalten, denn ein Zuviel an Säuren behindert den so lebensnotwendigen Stoffaustausch zwischen den Millionen von Körperzellen.** Wenn das Säure-Basen-Gleichgewicht nicht gegeben ist, können wichtige Stoffwechselvorgänge gestört oder unterbrochen werden und der ganze Körper kommt damit in Gefahr.

Unser Körper braucht in einer wohlausgewogenen Zusammenstellung sowohl Säuren (Aminosäuren, Fettsäuren, Magensäure usw.) als auch Basen (Kalzium, Magnesium, Natrium-Verbindungen usw.).

Die Basen (Mineralien), die Gegenspieler der Säuren, sind für deren Neutralisation sowie für den Abtransport der Abfallstoffe über Nieren und Darm notwendig. Alle Kohlenhydrate (Einfach- und Mehrfachzucker) können nur in einem basischen Milieu verstoffwechselt bzw. oxidiert werden.

Die Ausgeglichenheit zwischen basischen und sauren Stoffen ermöglicht die Aufrechterhaltung von Lösungen, die Blut und Zellen im Wesentlichen aufbauen. **Das Säure-Basen-Gleichgewicht ist also eine vom Körper geforderte Notwendigkeit.**

Besonders wichtig ist der konstante pH-Wert im Blut, in Lymphe und Gewebe. Schon kleinste Abweichungen des pH-Wertes nach oben oder unten können lebensbedrohliche Zustände verursachen.

Deshalb wird der Blut-pH-Wert von leistungsfähigen Puffersystemen und der Lunge konstant gehalten. Über die Lunge wird Kohlendioxid und Wasser abgeatmet, wodurch der Körper sich von Säuren befreit; ebenso auch durch die Nieren (Ausscheidung von Säuren und Basen).

Wenn dem Körper zu viel Säure zugeführt wird, ist er gezwungen, die zum Ausgleich benötigten basischen Mineralstoffe aus dem Körper zu entnehmen. Diese intensive Aushöhlung der im Körper angelegten Mineralreserven kann dann schrittweise zu einer Ent-mineralisierung führen und zu einem ausgeprägten Mineralstoffmangel. Zur Neutralisation überschüssiger Säuren sind bestimmte Mineralsalze nötig, insbesondere Kalzium, Magnesium und Kalium.

Dieses führt schließlich zu einem größeren Verlust basischer Mineralsalze im Körper und zur **Bildung von Neutralisations-Abfallstoffen.** Es kommt zur Demineralisierung, zum Entzug von Mineralstoffen aus Knorpelschichten, Knochensubstanz und Blut, was zu Osteoporose und Knochenbrüchigkeit führen kann.

Die Zellatmung nimmt infolge reduzierter Sauerstoffzufuhr stetig ab, demzufolge auch die Leistungsfähigkeit und Widerstandskraft des Organismus. **Nur die ausreichende Zufuhr von Mineralstoffen kann verhindern, dass der Körper diese Mineralstoffe dort abzieht, wo ihr Gehalt am höchsten ist, in Knochen, Zähnen, Gelenken und Muskeln.**

Obwohl wir etwa 1200 g Kalzium im Körper haben und nur etwa 42 g Magnesium, ist unser täglicher Bedarf an beiden Elementen nahezu gleich hoch. Das unterstreicht die Bedeutung des Magnesiums für den Stoffwechsel. Verändert

Täglicher Kalzium- und Magnesiumbedarf - bezogen auf verschiedene Lebensalter:

	Kalzium	Milligramm pro Tag Magnesium
Säugling 0 - 11 Monate	500	50-120
Kinder		
1 - 3 Jahre	600	140
4 - 6 Jahre	700	200
7 - 9 Jahre	800	220
Jugendliche und Erwachsene		
15 -18 Jahre	900 (m) 800 (w)	400 (m) 350 (w)
19 über 65 Jahre	800-1200	400-500
Schwangere und Stillzeit	2300	260

sich das Kalzium-Magnesium-Verhältnis zugunsten des Kalziums, erhöht sich der Anteil der Kalziumionen im Blut. Bei einer langfristigen Kalziumzufuhr ist - nach „Burgersteins Handbuch Nährstoffe" - auf die Erhaltung des Kalzium-Magnesium-Phosphor-Gleichgewichts zu achten. Da Phosphor in unserer durchschnittlichen Ernährung eher in zu hohen Mengen zugeführt wird, sollte Kalzium deshalb stets zusammen mit Magnesium in einem Mischungsverhältnis von etwa 2:1 gegeben werden. Vorsicht ist geboten bei denaturierten Produkten. Diese muss der Körper zuerst mit eigener Energie aufwerten, damit er sie verarbeiten kann. Benötigt der Körper von den denaturierten Produkten weniger als ihm gegeben werden, **wird die nicht benötigte Menge nicht aufgewertet und kann somit im Gewebe und in den Arterien abgelagert werden.** Dabei gibt es täglich zu beachtende Grenzwerte bei der Einnahme von Kalzium und Magnesium.

Die Kalziumaufnahme wird verbessert durch Vitamin D, durch Milchzucker, durch Zitronensäure und Ascorbinsäure bzw. Vitamin C.

Die Kalziumaufnahme wird verschlechtert:
- durch Oxalate (in Rhabarber, Spinat, Rote Bete, Kakaopulver und daraus hergestellten Produkten wie Schokolade);
- durch Phosphate (in Schmelzkäse, allen Fleisch- und Wurstwaren, Fisch, Hülsenfrüchten, Cola-Getränken usw.);
- durch Phytate (in rohem Getreide - deshalb sollte Frischkornbrei mehrere Stunden in Wasser eingeweicht werden);
- durch übermäßige Fett- und Eiweißaufnahme.

Durch eine denaturierte Ernährung mit weißem Zucker, weißem Mehl, Alkohol, Kaffee und vielem Anderen vermindern wir die Kalziumvorräte in unserem Körper.

MAGNESIUM ist aus Sicht der orthomole-
kularen Medizin der wichtigste Mineralstoff

Ist als Co-Faktor von über 300 Enzymen beteiligt, ist unentbehrlich im gesamten Stoffwechsel

Stellt die Gefäße weit und organisiert die Sauerstoffversorgung in den Zellen, verstärkt die Einschleusung von Insulin

Beeinflussung seelischer Vorgänge, sorgt für erholsamen Schlaf und Konzentrationsfähigkeit

Aufbau von Nukleinsäuren (Träger der Erbanlagen), Vorbeugung von Arterienverkalkung

MAGNESIUM

Reguliert Reizübertragungen auf Muskeln und Nerven, zuständig für das Funktionieren des gesamten Muskelapparates

Anti-Stress-Mineral, bei Stress 10-facher Verbrauch, Normalisierung erhöhter Cholesterinwerte

Als Baustein der Knochen, zusammen mit Kalzium und Phosphor. Für starke Knochen ist eine ausreichende Zufuhr von Magnesium unabdingbar

Aktiviert die körperlichen Abwehrkräfte, ist wichtig zur Verwertung von Kalium

Wofür brauchen wir speziell Magnesium (Mg)?

Magnesium wurde benannt nach der griechischen Stadt Magnesia. Es ist ein silberweißes Leichtmetall, das zur Gruppe der Erdkali gehört und ist mit 2,5 Prozent am Aufbau der Erdkruste beteiligt, als Dolomit, Magnesit und Carnallit.

Magnesium wurde bereits vor längerer Zeit als einer der wichtigsten Mineralstoffe für unsere Gesundheit erkannt. Im Durchschnitt enthält der erwachsene Organismus 40-50 g Magnesium. Darin befinden sich rund zwei Drittel als Gerüststoff in den Knochen, 29 Prozent in Herz, Leber und Muskeln, der Rest in den Körperflüssigkeiten.

Im letzten Kapitel wurde bereits erwähnt, dass Chloropyll Magnesiumkomplexe sind, die zur Photosynthese, also zum Aufbau von organischen Substanzen wie Zucker, Fett und Eiweiß und damit zur Energiegewinnung aus Licht unbedingt erforderlich sind, und **dass die Chemie der grünen Blätter fast identisch ist mit unserem Blutfarbstoff, dem Hämoglobin.**

Magnesium ist also notwendig, um das Zentralatom im Chlorophyllmolekül zu bilden. **Auch die Energiegewinnung in unserem Körper kann nur bei bestimmten Magnesium-konzentrationen im Zellinnern erfolgen.** Jeglicher Aufbau von Proteinen, Hormonen, Enzymen, Antikörpern, Neurotransmittern (Botenstoffe) und Nukleinsäuren (DNS und RNS) ist an das Vorhandensein bestimmter Magnesiumkonzentrationen im Zytoplasma der Zelle gebunden.
Was auch immer mit einem Energieaufwand verbunden ist, wird von den Phosphat- und Pyro-Phosphatverbindungen des ATP oder eines ähnlichen Moleküls freigesetzt.

Diese Reaktionen finden aber nur innerhalb der Zelle, in Anwesenheit um das Ion Magnesium ++ und in der extrazellulären Flüssigkeit um das Ion Kalzium ++ statt.

Von den 18 Mineralien ist also das Magnesium wie der Lehrer im Klassenzimmer. Der eine oder andere Schüler kann fehlen, der Lehrer jedoch darf das nie, sonst ist die Unordung perfekt. An Magnesium darf es niemals fehlen, weil durch Magnesium das mineralische Gleichgewicht geschaffen wird.

Es belebt die Organfunktionen wie z.b. die Nieren, um die Harnsäure auszuscheiden; es ist mitverantwortlich für die Glykogenbildung in der Leber. Magnesium aktiviert nahezu alle Enzyme und beeinflusst den Cholesterinspiegel günstig.

Magnesium nimmt das flüchtige Phosphat auf, welches wir zur Belebung des Gehirns benötigen, hält auch mangelnde Salze im Körper zurück und veranlasst die Ausscheidung überflüssiger Salze. Es leitet Kalzium an die richtigen Stellen, verteilt es zwischen den Knorpeln, Membranen und Knochengelenken so, damit die Knochen fester, die Knorpel wieder weicher und die Membrane wieder geschmeidiger werden.

Ohne Magnesium kann kein Kalzium verwertet werden. Magnesium hemmt die Blutgerinnung und bietet dem Körper einen Schutz vor Thrombosen, indem es Verklumpungen der Blutplättchen verhindert. Es stabilisiert die Thrombozyten **und fördert die Durchblutung der Kapillargefäße.**

Magnesium hat auch Einfluss auf die Adrenalinausschüttung, denn die Nebennieren benötigen für ihre Funktion Magnesium, insbesondere bei Stress-Situationen, da

Adrenalin für einen erhöhten Stoffwechselumsatz und dafür für mehr Energie sorgt. Im Kohlenhydratstoffwechsel wirkt es als Biokatalysator. Es dient als Schleppersubstanz für Aminosäuren, die nur an Magnesium gebunden die Zellmembranen passieren können. Dies ermöglicht die Enzymbildung in der Bauchspeicheldrüse.

Magnesium beschleunigt die Aktivität der Enzyme und bremst im Darm die Entwickung der Kolibakterien. Magnesium ermöglicht es uns, die Muskeln zu betätigen. Es verringert die Reizbarkeit am Herzmuskel und schützt vor Herzinfarkt. Es befähigt die Nerven, Befehle auf die Muskeln zu übertragen und schützt unsere Nerven vor Überreizung.

Genügend Magnesium reguliert die normalen psychischen Abläufe und unterstützt die körpereigene Abwehr. Es gibt kaum eine wesentliche Funktion im Organismus, die nicht durch Magnesium beeinflusst wird, deshalb muss Magnesium dem Körper ausreichend zur Verfügung stehen. In naturbelassener Form wird das Magnesium ausreichend vom Körper resorbiert. Das Schilddrüsenhormon Thyroxin fördert die Resorption (Aufnahme).

Magnesium benötigt unser Körper - je nach Lebensweise - zwischen 400 und 500 mg pro Tag; bei älteren Menschen 600 mg. Der tägliche Bedarf hängt jedoch von Kalzium und Phosphor ab. Je mehr von diesen Komponenten wir zu uns nehmen, desto mehr Magnesium benötigen wir.

Magnesium und Orotsäure

Es gibt einen engen Zusammenhang zwischen Magnesium und Orotsäure. Orotsäure gilt als ideales Transportmittel für Magnesium, das der Zelle durch einen „Schlepper" zugeführt werden kann. **Da ohne Magnesium fast nichts im Enzymstoffwechsel funktioniert, ist auch das Transportmittel für Magnesium so wichtig.** Zwei Moleküle Orotsäure schleppen ein Magnesium-Ion sicher in die Zelle und der Körper wird gezielt mit der nötigen Menge Magnesium versorgt (nach Dr. Schwoerbel).

1905 isolierten die italienischen Forscher Biscaro und Belohne aus Molke eine chemische Verbindung mit saurem Charakter und nannten sie Orotsäure. „Oros" kommt aus dem Griechischen und bedeutet Molke, also Molkensäure. **Orotsäure kann in einem gesunden Stoffwechsel selbst hergestellt werden.** Anfangs hielt man sie für ein Vitamin und bezeichnete dieses als Vitamin B 13. Man zählte sie zu den B-Vitaminen. Heute wird sie den Vitaminoiden zugeordnet. Die Orotsäure wird als Baustoff der Zellkerne in unserem Körper verwendet. **Ohne Orotsäure könnten sich keine neuen Körperzellen bilden.** Wir könnten also auch nicht wachsen.

Doch es geht nicht allein darum, Magnesium in die Zelle zu transportieren, es muss auch in der Zelle festgehalten werden.

Der größte Teil des Magnesiums ist im Inneren unserer Körperzellen an die Energiespeichersubstanz ATP (Adenosintriphosphat) gebunden. **Nur dieses gebundene Magnesium kann im Stoffwechsel verwertet werden.**

„Ungebundenes" Magnesium kann nicht in der Zelle festgehalten werden. Es wird dadurch schnell wieder über den Urin aus dem Körper ausgeschieden. Die Orotsäure soll in der Lage sein, die ATP-Spiegel in den Zellen zu erhöhen. Damit ist die Voraussetzung gegeben, dass das von außen zugeführte Magnesium auch in der Zelle festgehalten werden kann.

Die Orotsäure ist eine wichtige Vorstufe. Aus ihr werden Nukleinsäuren gebildet, die in unseren Zellen dann sämtliche Stoffwechselvorgänge steuern. Orotsäure aktiviert Nukleinsäuren und ist wesentlich für den DNA-Stoffwechsel und die Proteinbiosynthese verantwortlich. Auf diese Weise ist die Orotsäure ein wesentlicher Treibstoff für unsere geistige und körperliche Dynamik. **Orotsäure hat auch eine aktivierende Wirkung auf die Leber und deren Funktion.**

Die hochmolekularen Eiweißbestandteile bewirken zusammen mit Orotsäure, Vitaminen und Mineralstoffen **den Neuaufbau geschädigter Leberzellen.** Orotsäure kann ohne Umwege direkt von der Leber aufgenommen werden. Da die Leber mehr als 1000 verschiedene Enzyme herstellt, ist eine gut funktionierende Leber, die ihre Zellen ständig erneuert, für die Erhaltung der Gesundheit von größter Bedeutung.

Auch im Bereich der Verdauung spielt die Orotsäure eine wichtige Rolle. Sie fördert die Bildung der für uns wichtigen Milchsäurebakterien und **stärkt die gesamte Darmflora.** Da sich etwa 70 bis 80 Prozent des Immunsystems im Darm befinden, ist die Orotsäure auch ganz wichtig für unser Immunsystem.

Es gibt aber noch eine ganz spezielle Funktion, die die Orotsäure ausführt: sie sorgt für die Verwertung von Folsäure und Vitamin B12. Fehlen diese beiden Stoffe, kann es im Eiweiß-Stoffwechsel zu vermehrter Homocysteinbildung kommen, was eine sehr große Gefahr für Herzinfarkt oder Schlaganfall bedeuten kann.

Da der Mensch mit zunehmendem Alter immer weniger Orotsäure produziert, reichen seine Vorräte in Phasen erhöhter Beanspruchung nicht mehr aus. Auch bei einer geschädigten Leber wird Orotsäure vermehrt über die Nieren ausgeschieden. Es ist daher sinnvoll, durch die Nahrung bewusst Orotsäure und auch Magnesium aufzunehmen.

Obwohl die Orotsäure nicht zu den Antioxidantien gehört, ist sie doch als wertvoller Baustoff der Zellkerne und darüber hinaus für das Stoffwechsel- und Enzymgeschehen von großer Wichtigkeit.

Heute weiß man, dass die biologische Aktivität des Orotsäure-Wirkstoffes auch in einer Hilfestellung beim Aufbau von körpereigenem Eiweiß besteht.

Zusammenfassend kann festgestellt werden: Orotsäure hilft im zellinternen Zellstoffwechsel, aktiviert Nukleinsäuren und Proteinbiosynthese, ist zellwachstumsfördernd, schützt Leberzellen vor aufgenommenen Giften, **regeneriert geschädigte Leberzellen,** verbessert die Herzfunktion, steigert die Blutzellbildung und hat eine erhöhte Wirkung in Verbindung mit Magnesium.

Die Orotsäure kommt insbesondere in Molke, Sauermilch, Joghurt, Sauerkrautsaft usw. vor.

Stressbewältigung mit Magnesium

56 Prozent der Deutschen fühlen sich gestresst. Nach neuesten Meldungen nimmt die Zahl noch zu. Knapp 70 Prozent aller Krankheiten sind stressbedingt. 60 Prozent der Gestressten wissen nicht, wie sie den Druck reduzieren können.

In der Medizin (Endokrinologie) ist es schon lange bekannt, dass auf eine erhöhte Ausschüttung von Nebennierenrinden-hormonen **bei Stress-Situationen der Thymus mit einer Verkleinerung reagiert.** Wir unterscheiden 3 Stressphasen: In der **Alarmphase** mobilisiert der Körper alle Abwehr-möglichkeiten, die ihm zur Verfügung stehen, um Reiz-einwirkungen sinnvoll zu beantworten und Schaden für den Organismus abzuwenden. In der zweiten Reaktionsphase, der **Widerstandsphase**, hat der Körper sich an den Reiz gewöhnt. Die Alarmreaktion hört auf. Die mobilisierten Abwehrmechanismen werden beruhigt, der Körper kann sich wieder entspannen, obwohl weiterhin eine Reizeinwirkung vorhanden ist. **Eine Erschöpfungsphase tritt ein, wenn die Gewöhnungsfähigkeit des Körpers durch Dauerstress überfordert wird.**

Sowohl bei den Nebennieren als auch bei der Schilddrüse kann bei Stress eine um ein Vielfaches erhöhte Aktivität festgestellt werden. Da die Schilddrüse, im Zusammenwirken mit der Hypophyse und dem Hypothalamus als „Thermostat" unseres Körpers funktioniert, kann sich eine hervorgerufene hormonelle Superaktivität auf die gesamte Funktion des Körpers nachteilig auswirken.

Viele Menschen leiden unter stressbedingten Verdau-ungsproblemen. Ebenso kann Stress auch zu Verspannungen im Rücken führen. Wenn wir unter Termindruck stehen und in

Stressoren

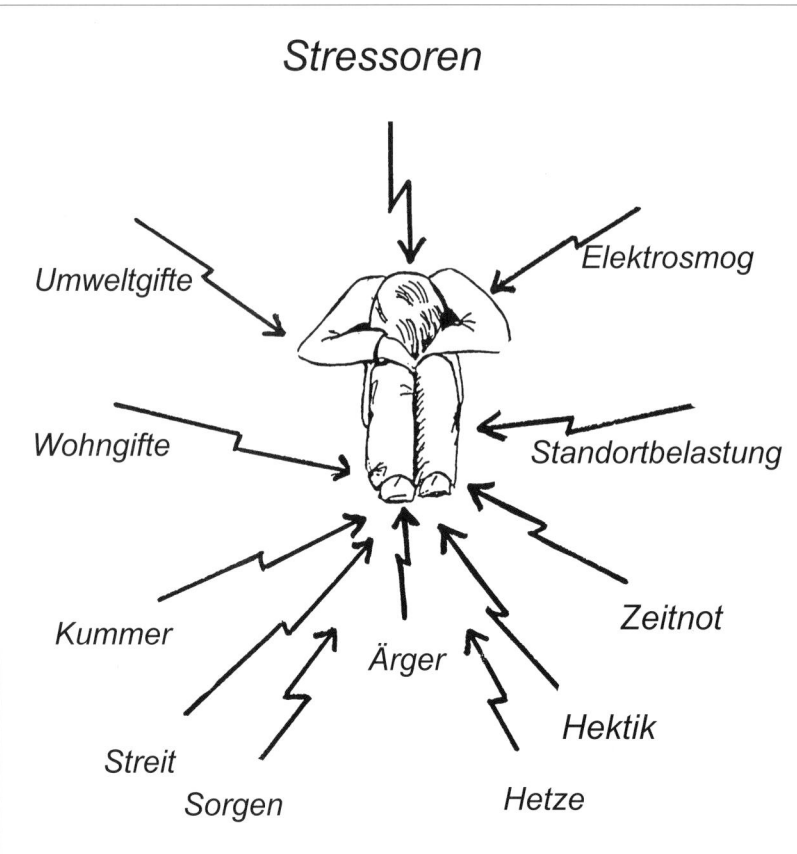

Umweltgifte

Elektrosmog

Wohngifte

Standortbelastung

Kummer

Ärger

Zeitnot

Streit

Hektik

Sorgen

Hetze

Auf starke Belastungen reagiert der Körper mit einer Alarmreaktion: Durch innersekretorische Drüsen (Nebennieren) kommt es zu einer ungewöhnlichen Hormonproduktion (z.B. Adrenalin - Noradrenalin und Cortisol).

Der Körpermotor wird auf Hochtouren gebracht, um die Reaktions- und Widerstandsfähigkeit zu mobilisieren.

einen Stau geraten, kann ein Startreflex ausgelöst werden. Man möchte aus der Haut fahren, was zur Muskelspannung führt, die jedoch nicht abreagiert werden kann. Die Folge hiervon ist eine Verkrampfung im Rückenbereich.

Weitere Stress-Signale können sein: Augenlid-Zuckungen, Ohrenklingeln, Herzrasen, Juckreiz, Haarverlust, fahle oder gerötete Haut, Muskelverhärtungen, Schlafprobleme, Schwindelgefühle, Atemnot, Depressionen, Schweißausbrüche, Hautausschläge, Allergien, Durchfall und noch viele andere Symptome.

Werden die Alarmsignale des Körpers nicht zur Kenntnis genommen und hören Stress und Dauerbelastung gar nicht mehr auf, kann es passieren, dass sowohl die Organe als auch das vegetative Nervensystem so angegriffen werden, dass es zu einem Zusammenbruch der Leistungsfähigkeit und zu körperlichen Schäden kommen kann.

Wird der für die Kampf-Flucht-Reaktion zur Verfügung gestellte hormonelle „Super-Kraftstoff" nicht durch Bewegung oder Betätigung verbraucht, kommt es im Organismus zur Verstoffwechselung.

Das Enzym Monoaminoxidase (MAO) desaminiert ihn mit Wasser (H_2O) und Sauerstoff (O_2) zu entsprechenden Aldehyden und Ammoniak (NH_3) **und Wasserstoffperoxid (H_2O_2), das freie Radikale bildet und als Zellgift wirken kann.**

Es erfolgt eine enzymatische Oxidation und Reduktion des Aldehyds. Das Hauptabbauprodukt ist die Vanillinmandelsäure, die mit dem Harn ausgeschieden wird.

Französische und nordamerikanische Ärzte haben Studien durchgeführt, aus denen sich ergibt, dass die Noradrenalinausschüttungen (bei Stress) einen Verlust von Phosphor und Magnesium durch Harnausscheidung zur Folge hat.

Stress raubt Magnesium, denn Magnesium spielt, wie bereits erwähnt, bei der Steuerung der Funktionen zwischen Nerven und Muskeln eine wichtige, ja eine entscheidende Rolle. Stressgeplagte Manager brauchen **drei- bis viermal mehr Magnesium als ein Angestellter mit ruhiger Beschäftigung.**

Da Stressbelastungen die essentiellen Nährstoffe buchstäblich „auffressen", sind in erster Linie die Vitamine der B-Gruppen sowie die Vitamine C, A und E vom gesteigerten Bedarf betroffen. **Im Bereich der Mineralstoffe muss auf die optimale Versorgung mit Kalzium und vor allem mit Magnesium geachtet werden.** Auch die Spurenelemente Zink und Selen werden bei Stress bevorzugt verbraucht. **Bei Stress benötigt der Mensch nicht nur mehr Magnesium, sondern ebenso gilt umgekehrt, dass Magnesiummangel zu erhöhter Stressanfälligkeit führt.**
Eine ausreichende Magnesiumversorgung kann also stressreduzierend wirken.

Alkoholmissbrauch verstärkt zudem den Magnesiummangel. Auch übermäßiger Kaffee-Genuss (bereits 4 Tassen) erhöht die Ausscheidung von Magnesium.

Bei einer zu geringen Aufnahme von Magnesium oder einem entstandenen Magnesium-Verlust zehrt der Organismus die Reserven auf, die sich in der Knochenhaut befinden. So kann Magnesiummangel die vorzeitige Alterung des Skeletts verursachen und Arthrose kann mit schmerzhaften Beschwerden in Erscheinung treten. Da Magnesium die normale Granulation des Bindegewebes fördert, verhindert es zugleich die altersmäßig bedingte Sklerosierung des Bindegewebes, was natürlich bei Magnesiummangel nicht mehr der Fall ist. **Bei Magnesiummangel wird die Zellatmung entkoppelt, d.h. die oxidative Energie wird als Wärme frei, statt Energie für die chemische Umsetzung zu liefern.**

Fachleute schätzen, dass bereits 5 bis 10 Prozent der Bewohner der Industrieländer an Magnesium-Mangel leiden. **Bei etwa 80 Prozent der Infarktpatienten liegt auch ein Magnesiummangel vor. Durch eine ausreichende Versorgung mit diesem Mineralstoff ist eine gezielte Infarktvorbeugung möglich.**

Magnesium unterstützt nicht nur die Funktion der Muskulatur, sondern auch die Funktion und Leistung des Herzens und ist obendrein unverzichtbarer Helfer (Cofaktor) der am Stoffwechsel beteiligten Enzyme. **Der Erwachsene benötigt je nach Alter und Geschlecht eine tägliche Zufuhr von 400-500 Milligramm Magnesium.**

Unter seelischen, geistigen und körperlichen Belastungen kann der Bedarf auf das Doppelte bis Dreifache ansteigen. Zu den Stressreaktionen des Körpers gehört eine erhöhte Magnesiumausscheidung mit dem Urin und gegebenenfalls mit dem Schweiß. **Die stressbedingte Magnesiumausscheidung kann um den Faktor 10 größer sein als in stressfreien Zeiten.**
Sorgen Sie stets für eine ausreichende Bewegung. Vergessen Sie nicht, dass die Drüsen den Körper bei jeder Stress-Situation in die „Kampf- oder Flucht"-Haltung bringen. Diese Bereitschaft muss irgendwie umgesetzt werden.

Während des ganzen Lebens hat die sportliche Betätigung einen stimulierenden Einfluss auf die Knochen aufbauenden

Zellen. Aus diesem Grund ist jede Form von körperlicher Arbeit eine einfache Vorbeugungsmaßnahme gegen Osteoporose. **Nur eine regelmäßige Körperbewegung trägt dazu bei, dass kein krankmachender Antriebsstau entstehen kann.** Lernen Sie, sich zu entspannen. Ein sehr gutes und bewährtes Mittel, die eigene Stressreaktion zu beherrschen, sind Entspannungsübungen. Bekannte Techniken sind Autogenes Training, Konzentrative Muskelentspannungen oder Yoga. Gönnen Sie sich ausreichend Schlaf. **Mit einem gesunden Schlaf beginnt der Kampf gegen den Stress.** Schlaf ist auch nötig, um alle Stressuhren wieder auf Null zu stellen und dem Immunsystem die Möglichkeit zu geben, Nährstoffe und ausgewählte Vitamine und Mineralien vorrangig für seine eigenen Zwecke aufzunehmen.

So brauchen wir uns nicht in das Schicksal eines krankheitsgefährdeten Stressopfers zu begeben, denn wir kennen jetzt die Wege, unsere vielleicht noch unreifen, unvollkommenen und unentschlossenen Gefühle in Gefühle von Optimismus und Stärke umzuwandeln, um die Kraft des Lebens voll zur Geltung bringen zu können.

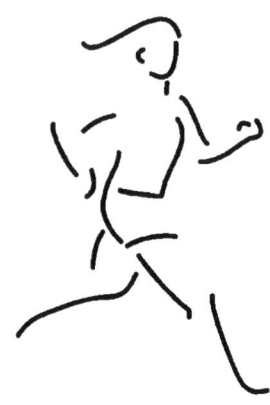

Magnesium und Bluthochdruck

Unter Bluthochdruck leidet heute mindestens jeder fünfte erwachsene Bundesbürger zwischen 25 und 65 Jahren. Dies ergaben Untersuchungen in München und Bremen. Die Folge hiervon ist, **dass acht bis neun Millionen Bundesbürger durch Bluthochdruck von Schlaganfall, Herzschwäche, Herzversagen oder Herzinfarkt bedroht sind.** In Amerika leiden etwa 30 Millionen Menschen an hohem Blutdruck.

Bluthochdruck gilt als der große Risikofaktor für akute Probleme im Gehirn und gilt auch als eine der Hauptursachen für Alzheimer Demenz. (Siehe: „Schutz vor Alzheimer" - Günter Albert Ulmer Verlag.)

Die Krankheit des hohen Blutdrucks, wissenschaftlich als „**Hypertonie**" bezeichnet (vom griech. hypertonos – Überspannung), ist insbesondere in den Industrieländern eine regelrechte Volkskrankheit geworden.

Hypertoniker weisen häufig erniedrigte Serummagnesiumspiegel auf, scheiden weniger Magnesium über die Nieren aus und zeigen eine erniedrigte Magnesiumaufnahme mit der Nahrung und dem Trinkwasser.

Prof. Dr. Heinz Zumkley von der Universitätsklinik Münster hat jahrelang die **Folgen von Magnesium-Unterversorgung** erforscht: „Im Bereich des Herzens kommt es bei einem Magnesiummangel zu ganz massiven Herzrhythmusstörungen; das heißt, das Herz schlägt unregelmäßig, es kommt zur Verengung der zuführenden Blutgefäße im Herzmuskel. Die Patienten klagen über Herzschmerzen, weil nicht ausreichend Sauerstoff zum Herzen geführt wird. Sogar die Entstehung von Herzinfarkten durch Magnesiummangel wird diskutiert."

Hier wird offensichtlich, wie ungemein wichtig eine ausreichende Versorgung mit Magnesium und Mineralien auch für die Funktionen unserer Körperorgane ist. Ist der Blutdruck ständig zu hoch, wird das Herz über Gebühr belastet. Es muss bei jedem Pulsschlag gegen einen Widerstand ankämpfen. Das ermüdet das Herz auf die Dauer und es nimmt Schaden. Ungeduld, Kopfschmerzen, Reizbarkeit, Konzentrationsschwäche, Angespanntheit, Schlafstörungen und eine unerklärliche Müdigkeit können durch Bluthochdruck verursacht werden.

Nach Prof. Dr. L. Wendt sind Bluthochdruck, Herzinfarkt, Erwachsenen-Diabetes und Gicht **Eiweiß-Speicherkrankheiten. Wenn das Blut durch Aufnahme von zu viel Protein dick und trübe wird, fließt es langsamer durch die feinen Haargefäße, die Folge davon ist dann erhöhter Blutdruck.**

Ein ganz gravierender Faktor für hohen Blutdruck ist auch das Natriumchlorid, also das Kochsalz. Durch eine Anreicherung des Natriums wird in bestimmten Körperzellen der Transport von Wasser gefördert, insbesondere in der Gefäßmuskulatur. **Es kommt zu einer Engstellung der Gefäße, wodurch der Blutdruck ansteigt.**

Da die Nieren nur eine ganz bestimmte Konzentration an Natrium filtern und mit dem Urin wieder aus dem Körper ausscheiden, bleibt bei sehr hohem Salzverzehr zu viel Natrium im Körper. **Durch das Salz wird mehr Wasser im Kreislauf zurückgehalten, so kann es geschehen, dass sich Wasser im Körper staut. Das Herz ist dann gezwungen, mehr zu arbeiten.**

Professor Hans Peter Wolff, Mitbegründer der deutschen Liga zur Bekämpfung des Bluthochdrucks sagt: „Nach wie vor ist unbestritten, dass zu viel Salz das Blutvolumen erhöht, was das Herz zu erhöhter Pumpleistung anregt und den Druck in den Arterien steigen lässt." **Deshalb sollte die Eiweißzufuhr gebremst und der Gebrauch von Kochsalz ganz eingeschränkt werden.**

Hoher Blutdruck kann auch eine Folge von Nierenerkrankungen, z.B. der Verengung der Nierenarterie, sein. Auch hormonelle Störungen können hohen Blutdruck bewirken. Aber auch Wut und Ärger, unterdrückte Aggressionen, Lärm und Medikamente lassen den Blutdruck steigen. **Ein permanenter, innerer seelischer Druck führt geradewegs zum Dauerbluthochdruck.**

Im Rahmen einer Untersuchung stellten Harvard-Mediziner fest, dass bei Übergewichtigen ein mehr als vierfaches Risiko für Bluthochdruck besteht. Bei je 10 Kilogramm Gewichtszunahme steigen die Drucke um 3 mmHg (systolisch) bzw. 2 mmHg (diastolisch) an.

Nicht nur verengte Gefäße, sondern auch erhöhte Harnsäurewerte können den Blutdruck ansteigen lassen. Mehrere amerikanische Studien ergaben, wie die „Ärzte Zeitung" berichtet, dass ein Viertel aller Hochdruckkranken unter erhöhter Sterblichkeit durch erhöhte Harnsäurespiegel leidet.

Deshalb sollten alle Stoffe, insbesondere die Purinstoffe (Fleisch, Fisch usw.), die alle zu hohen Harnsäurewerten führen, gemieden werden. **Die Ernährung spielt bei der Entwicklung des hohen Blutdrucks, bzw. bei der Entstehung der artheriosklerotischen Herz- und Gefäßkrankheiten eine Hauptrolle.** Außerdem trägt Stress als Auslöser des Bluthochdrucks zu dieser Entwicklung bei.

Hohe Blutdruckwerte können sich normalisieren, wenn das Trinken von Alkohol eingeschränkt oder ganz aufgegeben wird; auch die Begrenzung von Kaffee und schwarzem Tee kann hilfreich sein, da Kaffee die Magnesiumausscheidung fördert.

Wichtig ist es, genügend reines Wasser zu trinken. „Wenn wir nicht genügend Wasser trinken" so Dr. med. Batmanghelidj, „und das Bedürfnis unseres Körpers nicht vollauf befriedigen, dehydrieren einige Zellen und verlieren einen Teil ihres Wassers an den Kreislauf. Bei Wassermangel und Austrocknung des Körpers werden 66 Prozent des benötigten Wassers aus den Zellen herausgezogen. **Die Blutgefäße haben keine andere Möglichkeit, als ihren Querschnitt zu verringern, um sich an die verringerte Blutmenge anzupassen."**

Nach Dr. med. Holzhüter kommt es durch die Druckerhöhung im Gefäßsystem zu einer Minderung der Elastizität der Gefäßmuskulatur, die Wände werden zunehmend starr. Allein dadurch ist die Gefahr eines Gefäßwandrisses erhöht und es kann ein Schlaganfall oder ein Herzinfarkt drohen.

Wie aus einer aktuellen amerikanischen Studie der Harvard School of Public Health in Boston mit rund 44 000 Teilnehmern hervorgeht, **können ausreichende Mengen an Magnesium, Kalium und Ballaststoffen insbesondere Hochdruckpatienten vor Schlaganfall schützen.**

Mit Magnesium wurde eine ähnliche Blutdrucksenkung wie durch Thiaziden erzielt (Apoth. Zeitung). Magnesium wird deshalb von Jedem mit hohem Blutdruck benötigt. Weitere Forschungen zeigen, dass auch Kalzium eine Rolle bei der Reduzierung des Blutdrucks spielen kann.

Wofür brauchen wir speziell Kalzium (Ca)?

Kalzium (Calcium) kommt vom lateinischen Calx und bedeutet Kalkstein. Der Kalziumgehalt des menschlichen Körpers macht etwa 1,5 Prozent des Gesamtkörpergewichts aus. Über 99 Prozent befinden sich im Skelett. Im Serum liegen 65 Prozent des Kalziums in ionisierender Form vor; 5 Prozent als Citratkomplex und 30 Prozent sind an Proteine gebunden.

Ein Baby kommt mit ungefähr 20-30 Gramm Kalzium in seinen Knochen zur Welt. Bis zum Alter von etwa 20 Jahren werden ca. 90 Prozent der Gesamtmasse des Knochens gebildet. Die restlichen 10 Prozent der Knochenmasse werden bis zum Alter von 35-40 Jahren angesammelt. Danach nimmt die Knochenmasse kontinuierlich ab.

Ein Mangel an Kalzium führt bei Kindern zu Rachitis, bei Erwachsenen zu Knochenerweichung und erhöhter Erregbarkeit des Nervensystems und der Muskulatur. Kalziummangel steht auch im Verdacht, Osteoporose zu fördern.

Kalzium spielt in allen Zellen eine lebenswichtige Rolle. Es wirkt knochenaufbauend, denn Kalziumsalze sind für die Festigkeit der harten Gewebe der Knochen und Zähne verantwortlich. Es ist ein wichtiger Bildungsfaktor der Kittsubstanz. Das Skelett dient auch als Kalziumdepot, von dem sich der Körper, je nach Bedarf, selbst bedient.

Trotz der geringen Konzentration in den weichen Geweben haben die Kalziumionen wichtige Funktionen bei der Stabilisierung der Zellmembran, bei der Muskelkontraktion sowie bei der Erregungstransformation im Nervensystem.
Kalzium beeinflusst die Durchlässigkeit der Zellwände und wird für den Aufbau der Nukleinsäure benötigt. Kalzium

*Die Homöostase (Stoffwechselgleichgewicht)
des Phosphat-Kalzium-Haushaltes unterliegt
einer außerordentlich feinen Regulation, an der in
erster Linie das Parathormon, das Calcitonin und
das Vitamin D beteiligt sind*

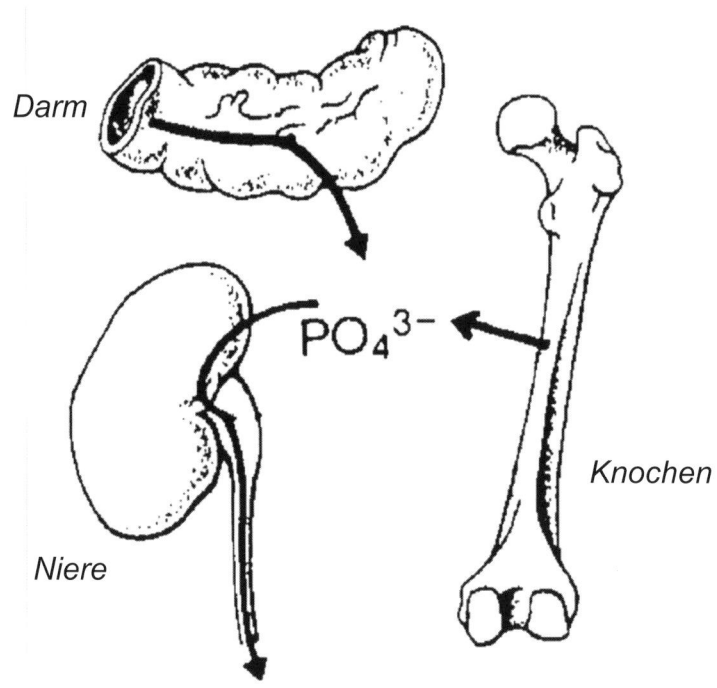

*Freisetzung von Phosphat-Ionen aus
den Knochen, Ausscheidung in der Niere
und Aufnahme durch den Darm*

wirkt auch wegen seiner Polarität entzündungshemmend gefäßabdichtend, antiallergisch und aktivierend auf Enzymreaktionen. Es unterstützt ebenso die Produktion der Nebennieren.

Kalzium ist vom pH-Wert abhängig und der pH-Wert selbst ist abhängig von der Bioenergiebalance des Körpers. Vitamin D und Eiweiß fördern die Kalziumaufnahme im Körper. Vitamin D bewirkt eine vermehrte Kalziumaufnahme aus dem Darm ins Blut und ist auch am Einbau von Kalzium in den Knochen direkt beteiligt.

Die lebenswichtige Aufgabe, den Kalziumspiegel im Blut und das richtige Verhältnis von Phosphor und Kalzium konstant zu halten, wird durch ein natürliches Hormon des Körpers, das Parathormon, gesteuert. **Das Parathormon wird in der Nebenschilddrüse, die das energetische Schaltzentrum der Schilddrüse ist, gebildet.** Hierin wird die Beziehung von Kalzium und Energie erkennbar.

Ist der Blutkalziumspiegel erniedrigt, wird das Parathormon vermehrt ausgeschüttet. Am Skelett steigert es dann den Knochenabbau, damit der Serumkalziumgehalt steigt.

In der Niere bewirkt es eine Hemmung der Rückresorption von Phosphat, steigert aber die Kalziumaufnahme.

Eine völlig andere Art von Hormon der Schilddrüse, welche nicht von den Follikeln, sondern von Zellen gebildet werden, die zwischen den Follikeln liegen, ist Calcitonin. Die Wirkung dieses Hormons besteht darin, den Kalziumspiegel im Blut zu senken und hat damit den entgegengesetzten Effekt des Nebenschilddrüsen-Parathormons.

Die Nebenschilddrüsen regulieren durch ihr Hormon (Parathormon) den Kalk- und Phosphorstoffwechsel des Körpers. Scheiden sie zu viel Hormon in die Blutbahn aus, so verlieren die Knochen Kalksalze. Der Kalziumgehalt des Blutes steigt an, die Nieren scheiden viel Kalzium aus, was zu Nierensteinen führen kann.

Eine bestimmte Menge Kalzium ist ständig im Blut vorhanden und **ein normaler Kalziumgehalt ist für eine normale Nervenfunktion unerlässlich.** Steigt der Kalziumspiegel aber an, so reagieren die Nerven auf Reiz nur langsam. Wird von den Nebenschilddrüsen zu wenig Hormon hergestellt, so sinkt der Kalziumgehalt des Blutes und es kommt zu Verkalkungen in verschiedenen Körperteilen. Als Folge des niedrigen Kalziumspiegels werden die Nerven übererregbar, Muskelzuckungen und Krämpfe können auftreten.

Naturgegebene Mineralstoffe im richtigen Verhältnis mit ihren feinstofflichen Natur-Informationen werden im Körper ohne zusätzlichen Energieaufwand aufgenommen.

Auf technisch oder industriell gewonnene Mineralstoffe kann der Körper wie auf fremdartige Körperstoffe reagieren, Allergien auslösen und sie als Fremdstoffe im Körper ablagern, mit der Gefahr, Beschwerden auszulösen.

Kalzium braucht Magnesium, um assimiliert zu werden und wird, wenn es nicht im richtigen naturgegebenen Verhältnis (2:1) genommen wird, die Magnesium Reserven erschöpfen. Milch enthält ungefähr 8 Teile Kalzium und nur 1 Teil Magnesium und kann so auch zu einem Magnesium-Mangel beitragen.

Knochenerhalt mit Kalzium

Grundsätzlich sollten wir uns darüber im Klaren sein, dass wir von Geburt an mit wichtigen Mineralstoffdepots, insbesondere in Haut, Knochen und Blutgefäßen ausgestattet wurden. Diese sind die tragenden Säulen unserer Gesundheit und unserer Schönheit.

Bis zum 35. Lebensjahr befinden wir uns auf dem aufsteigenden Ast, bis dahin baut unser Körper das Knochengerüst kontinuierlich auf. Danach geht es umgekehrt, der Knochenabbau überwiegt. **Doch der schleichende Knochenschwund lässt sich stoppen, wenn ausreichend Mineralien und Vitamine zur Verfügung stehen. Sonst muss der Körper an den eigenen Knochen nagen.**

Da wir durch unsere Ernährungs- und Lebensweise, insbesondere auch durch isolierte Kohlenhydrate wie weißer Zucker, weißes Mehl und auch durch Umweltbelastungen immer mehr zur Übersäuerung neigen, kann man die Feststellung wagen, dass schnelleres Altern auch darin liegt, dass durch einen überdurchschnittlichen Mineralstoffverbrauch, **bedingt auch durch die fortwährende Säureneutralisierung, die Säulen unserer Gesundheit und Schönheit langsam schwinden und zusammenbrechen.**

Da wir in einem Fließgleichgewicht zwischen Säuren und Basen leben, ist der Körper genötigt, bei einer Säureüberflutung auf seine alkalischen Reserven im Knochengerüst zurückzugreifen.

Immer mehr Menschen leiden heute unter Knochenerkrankungen, die bereits schon zu "Volkskrankheiten" geworden sind. Zeitweilige Steifheit und ein unangenehmes Spannungsgefühl sind die ersten Anzeichen einer Knochengelenkserkrankung (Arthrose).

Ursachen vieler Leiden: Kalziummangel

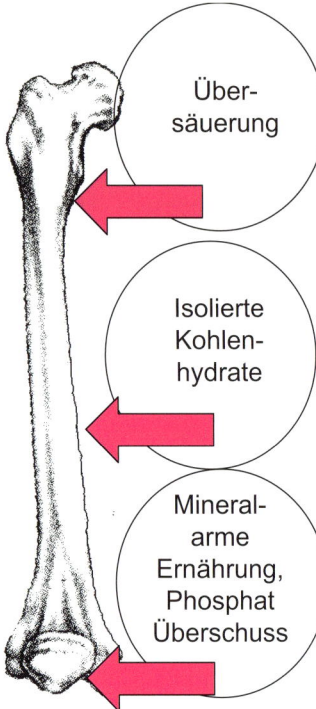

Über-säuerung

Mehr als 90 Prozent der Deutschen sollen zur Kategorie „Saurer Mensch" gehören. Der Körper benötigt viele Mineralien, um die überschüssige Säure abzupuffern.

Isolierte Kohlen-hydrate

Kohlenhydrate werden im basischen Milieu verstoffwechselt. Die Natur gibt den Kohlenhydraten die nötigen Mineralien mit. Isolierte Kohlenhydrate besitzen keine Basenstoffe und rauben sich die Mineralien im Körper, insbesondere von den Knochen.

Mineral-arme Ernährung, Phosphat Überschuss

Die heutige Zivilisationskost enthält zu wenig Vitalstoffe, insbesondere Mineralien. Phosphate binden Mineralien, insbesondere Kalzium. Stress und Hektik erhöhen zusätzlich den Bedarf an Mineralstoffen, insbesondere an Magnesium.

Etwa 20 Millionen Deutsche leiden an chronischen Kreuz- und Gelenkschmerzen. Unser Knochengerüst verliert pro Tag gut 60 Milligramm, was sich im Laufe eines Jahrzehnts auf 250 Gramm summiert, der Mineralgehalt eines kompletten Arm- oder Beinknochens. Auch durch eine mangelhafte Versorgung mit Kalzium werden in Deutschland etwa150-Tausend Schenkelhalsbrüche registriert.

Später können, insbesondere nach körperlichen Belastungen, dumpfe, bohrende Schmerzen einsetzen. Je nach Bewegung knackt und knirscht es hörbar in den Gelenken.

Sehr oft kommt es im Körper zu einem Missverhältnis zwischen Belastung und Widerstandskraft, was insbesondere durch körperliches Übergewicht, körperliche Überanstrengung oder Stoffwechselstörungen verursacht werden kann. Dann besteht die Gefahr, **dass der für eine reibungslose Beweglichkeit der Gelenke verantwortliche Gelenkknorpel allmählich abgebaut wird und degeneriert.**

Im Endstadium wird die Bewegungsfreiheit meist durch Gelenkschwellungen erheblich oder ganz eingeschränkt. **Glücklicherweise können wir zum Teil auch durch eine richtige Ernährung selbst mitbestimmen, ob eine Arthrose, die bei sehr vielen Menschen vorhanden ist, zu starken Beschwerden führen kann, oder nahezu schmerzlos bleibt.**

Eine der häufigsten Knochenkrankheiten ist die **Osteoporose** (Knochenschwund), die den Menschen im Alter sozusagen „das Rückgrat" bricht - genauer gesagt, die Wirbelkörper in sich zusammenbrechen lässt.

Das geschieht, wenn die Knochen zu wenig Kalzium enthalten. Osteoporose wird oft zu spät erkannt und führt zu schlimmen Schmerzen sowie zu erhöhter Anfälligkeit für Knochenbrüche. Im nächsten Kapitel wird noch genauer darauf eingegangen.

Normalerweise verleihen die Gelenke dem Menschen seine Beweglichkeit. Damit die einzelnen Knochen nicht aufeinander reiben, sind die Gelenkflächen mit Knorpeln überzogen.

Da sich im Knorpel weder Nervenendungen noch Blutgefäße befinden, muss seine Ernährung über die Gelenkflüssigkeit erfolgen. Unter jeder Bewegung wird die Flüssigkeit - ähnlich wie bei einer Pumpe - zusammengepresst, so dass ein intensiver Kontakt mit dem zu ernährenden Knorpel entsteht. Gleichzeitig findet hierbei eine Durchmischung der in der Flüssigkeit befindlichen Substanzen statt.

Das Hormon Calcitonin ist der Gegenspieler vom Parathormon und dient dem Knochenaufbau. Es hemmt die Osteoklasten am Abbau und senkt somit den Blutkalziumspiegel, ebenso senkt es den Phosphatspiegel.

Das Kollagen wird aus Untereinheiten gebildet, dem Procollagen, das sind schnurartig zusammengedrehte Gebilde aus drei Strängen, von denen jede aus der Verbindung von ungefähr 1000 Aminosäuren besteht.

Diese Aminosäureketten bedürfen der Einwirkung von Ascorbinsäure (Vitamin C), damit die Aminosäuren Prolin und Lysin in wasserstoffreichere Verbindungen umgewandelt werden. **Dabei ist es wichtig zu wissen, dass zwischen Kalzium und Magnesium - ähnlich wie zwischen Kalium und Natrium - ein Zusammenspiel im Körper im Verhältnis 2 : 1 besteht. Diese Mineralstoffe beeinflussen sich gegenseitig.**

Kalzium selbst wird im Körper mit etwa 1200 Gramm gespeichert. Mehr als 99 Prozent davon sind als Kalziumsalze (vor allem in Form von Kalziumphosphat) Bestandteil unserer Knochen. Das verbleibende eine Prozent hat, wie bereits erwähnt, große Bedeutung im Blut, im Gewebe und in allen Zellen. Inbesondere Kinder und Jugendliche benötigen während des Wachstums viel Kalzium zum Knochenaufbau.

Unser Darm entnimmt aus der Nahrung unter normalen Umständen pro Tag etwa 300 Milligramm Kalzium, das die unvermeidbaren täglichen Kalzium-Verluste durch Stuhl und Urin vollständig ersetzt. Bei älteren Menschen muss allerdings das Kalzium-Nahrungsangebot erhöht werden, denn sie brauchen etwa 1200 Milligramm pro Tag, der ältere Organismus hat größere Mühe, das Kalzium aus der Nahrung zu entnehmen. Kalzium sollte aber, wie bereits erwähnt, nur gemeinsam mit Magnesium in den Körper aufgenommen werden.

Gefährliche Kalzium-Räuber und damit "Knochennager" sind stark phosphathaltige Lebensmittel wie Wurst, Schmelzkäse, Cola-Getränke u.v.m. Dies hängt damit zusammen, dass Phosphor und Kalzium durch hormonelle Regulations-mechanismen eng gekoppelt sind. Die Phosphatzufuhr muss mit einer entsprechenden Kalziumaufnahme gedeckt und ausgeglichen werden.

Das Zuviel an Phosphor ist ein wenig beachteter Zu-sammenhang bei Kalziummangel. Phosphor bindet Kalzium.

Phosphor ist wichtig zum Aufbau der Knochen und Zähne, muss aber bei der Nahrungsaufnahme **im ausgewogenem Verhältnis zu Kalzium stehen, am besten 1:1. Bei zu viel Phosphoraufnahme entsteht ein Ungleichgewicht, bei dem überschüssige Phosphate mit Kalzium unlösliche Salze bilden können.**

Der ungünstige Überschuss an Phosphor entsteht, wie schon besprochen, hauptsächlich durch den Verzehr von phosphorreichen Nahrungsmitteln, wie Schokoladeprodukte, manche Käse- und Wurstsorten und vor allem Cola- und Limonadengetränke.

Auch ein übermäßiger Genuss von Eiweiß kann zu Kalzium-problemen führen, denn eine erhöhte Eiweiß-Aufnahme führt zu erhöhten Kalzium-Ausscheidungen. Besondere Vorsicht ist geboten bei denaturierten Nahrungsmitteln, wie beim weißen Zucker und Weißmehlprodukten. Alle Kohlenhydrate werden im Körper über die "Zuckerstufe" abgebaut.

Für diese Reaktionen werden unter anderem das Vitamin B1 und Kalk benötigt. **Die naturbelassenen Kohlenhydrate enthalten in sich die notwendigen Vitamine und Kalk, bei den denaturierten aber fehlen sie vollständig. So werden sie automatisch zu Kalzium (Kalk)-, Kalium- und Vitamin-Räubern im Körper.** (Siehe: „Ernährung mit Vernunft" - Günter Albert Ulmer Verlag.)

Vitamin D ist für die Aufnahme von Kalzium aus dem Darm sowie den Einbau desselben als Kalziumphosphat und Kalziumkarbonat in den Knochen verantwortlich. In unserem Körper wird zwischen Lederhaut und Unterhaut eine Fettschicht eingelagert, die sich sehr schnell und dauernd erneuert und als Ergosterol, das sich auch in den Ölstoffen der Samenkerne befindet, bezeichnet wird.

Von den blauen und violetten Strahlen der Sonne getroffen, tritt mit dem Ergosterol eine Wandlung ein: Es verwandelt sich nacheinander in Lumisterol, Tachysterol und schließlich in Vitamin D (Ergocalciferol). Dann wird es beim Aufbau der Knochen wirksam. Die Haut sollte also immer wieder "Sonne" tanken.

Das Vitamin D steht in unbegrenztem Maße kostenlos durch die Lichteinwirkung der Sonne zur Verfügung. Der tägliche Spaziergang ist also nicht nur für Herz und Kreislauf wichtig, sondern auch für die Gesunderhaltung der Knochen.

Vitamin D findet sich aber ebenso in der Nahrung, in der auch Kalzium enthalten ist; im grünen Blatt, im Sauerkraut, in Brunnenkresse, in Sauermilch- und Hefeprodukten usw.

Bei Knochenbeschwerden kommt es darauf an, den Abbau der Knochenmasse zu bremsen, das heißt insbesondere Kalzium raubende Stoffe zu vermeiden und den Aufbau einer frischen Knochensubstanz, also Kalzium- und Mineralversorgung des Körpers zu fördern.

Reiner Zucker erzeugt, wie wir wissen, Säure im Körper. Um die Säure zu neutralisieren, verbraucht der Stoffwechsel Kalk, der sonst in normalen Fruchtkombinationen von der Natur mitgeliefert wird.

Bei „totem" Zucker aber greift der Körper die Kalkreserven an und damit das Knochengerüst. **Deshalb ist eine Umstellung auf Vollwerternährung eine Voraussetzung für eine Verbesserung der Knochensubstanz. Das dürfte ein Geheimnis der Vermeidung von Arthrose sein.**

Wenn Zucker im Kohlenhydratstoffwechsel zu Azetaldehyd abgebaut wird, kann Azetaldehyd dem Körper direkt wichtiges Magnesium, Kalzium, Schwefel, Wasserstoff und Zellenergie entziehen. Außerdem kann Azetaldehyd auch lebensnotwendige Enzyme zerstören und wichtige Botenstoffe, also Neurotransmitter, blockieren und so das Denkvermögen beeinträchtigen und den Antrieb schwächen.

Deshalb hat der Ernährungspionier Are Waerland den weißen Zucker zum Volksfeind Nr. 1 erklärt.

Volkskrankheit Osteoporose
(Knochenschwund)

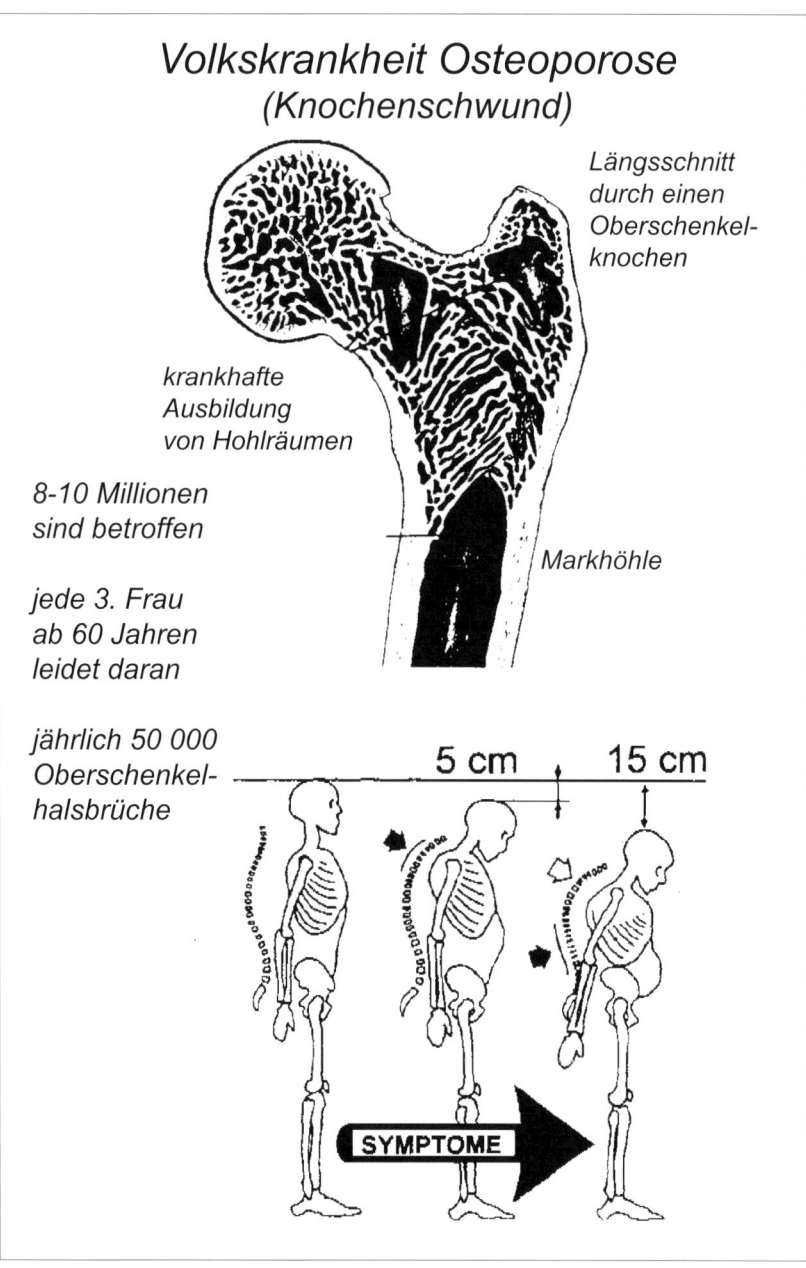

Längsschnitt durch einen Oberschenkel- knochen

krankhafte Ausbildung von Hohlräumen

8-10 Millionen sind betroffen

jede 3. Frau ab 60 Jahren leidet daran

Markhöhle

jährlich 50 000 Oberschenkel- halsbrüche

5 cm   15 cm

SYMPTOME

Kalzium und Osteoporose

Neben Herz- und Krebsleiden ist die Osteoporose heute die bedeutendste Alterskrankheit. Frauen sind stärker betroffen, weil sie zum einen weniger Knochenmasse als Männer haben und in den Wechseljahren eine Veränderung des Hormonhaushaltes durchmachen. Ungefähr 6 bis 8 Millionen Menschen sind in Deutschland an Osteoporose erkrankt. In 20 Jahren werden es doppelt so viele Menschen sein.

Die Osteoporose (lat.: os = Knochen, Bein; griech.: poros = Loch) **gilt heute auch als die häufigste Erkrankung der Knochen.** Sie kann sich schleichend etwa ab der Lebensmitte entwickeln, abgesehen von der sekundären Form, die in jedem Lebensalter beginnen kann.

Jede dritte Frau ist in Gefahr, in der zweiten Lebenshälfte an Osteoporose zu erkranken. **Bei der Osteoporose wird insbesondere durch eine Entmineralisierung im Stoffwechsel ein krankhaft vermehrter Knochenabbau hervorgerufen.**

Die Knochen werden porös, sie verlieren an Stabilität und können so leicht brechen, vor allem im Bereich des Oberschenkelhalses. Es kann auch zu einer buckelartigen Verformung des Rückens kommen, wenn die Wirbelkörper der Wirbelsäule als Folge des Verlustes an Knochenmasse in sich zusammensinken.

Die Wirbelsäule wird kürzer und der Mensch wird kleiner. Die Wirbelkörper können deformieren und später können auch die Röhrenknochen der Arme und Beine brechen. **Dieser Prozess beginnt schleichend und meist unbemerkt.**

Laut Robert A. Anderson M.D. entwickelt sich Knochenschwund, wenn Kalzium, Magnesium, Silicium, Kupfer und Zink sowie die Vitamine D und C im Körper in unzureichenden Mengen vorhanden sind. Ein zu wenig an Kalzium bewirkt eine Neigung zu Muskelkrämpfen, ein zu viel an Kalzium wirkt lähmend auf die Muskulatur.

Wenn Kalziummangel im Körper besteht, löst der Organismus Kalk aus den Knochen. Er „frisst" sozusagen seine eigenen Knochen auf, um den für die inneren Körpersäfte notwendigen Kalk zu beschaffen. Darum ist es so wichitg, dass man eine kalziumreiche Kost zu sich nimmt.

Von Natur aus ist es vorgesehen, dass sich unsere Knochen in physiologischer Weise erneuern. Bekanntermaßen ist das Knochengewebe durch knochenbildende Zellen (Osteoblasten - Blastos = Keim) und durch abbauende Zellen (Osteoklasten Klasis = brechen) **in einem dauernden Auf- und Abbauprozess begriffen. Die Osteoblasten benötigen einen elektrischen Impuls (durch Bewegung) als Stimulans, um das durch die Osteoklasten abgebaute Gewebe wieder zu ersetzen.**

Eine gute Versorgung mit Kalzium spielt sowohl in der Vorbeugung als auch in der Behandlung von Osteoporose eine zentrale Rolle, denn die ständige Erneuerung des Knochengerüstes kann nur stattfinden, wenn genügend Kalk vorhanden ist. Täglich braucht der Erwachsene, insbesondere der Osteoporosegefährdete, etwa 1200 Milligramm Kalzium.

Eine gute Magnesiumversorgung ist eine wichtige Komponente im Gleichgewicht von Kalzium und Magnesium. Zunächst ist Magnesium notwendig für die Bildung der Wirkform des Vitamin D (1,25-Dihydroxycalciferol) im Organismus. Das so aktivierte Vitamin D fördert die Kalziumaufnahme im Darm und den Kalziumeinbau in die Knochen.

So werden **unter Mitwirkung des Magnesiums** auch die Ausschüttung des Parathormons (aus den Nebenschilddrüsen) und die Empfindlichkeit der Knochen gegen dieses Hormon gedämpft.

Weiterhin hilft Magnesium dabei, eine Übersäuerung der Knochen zu verhindern, die ansonsten zu Kalziumverlusten führen würde. Dabei muss zur Optimierung der Kalzium-Magnesium-Balance doppelt so viel Kalzium wie Magnesium aufgenommen werden (2 : 1 Verhältnis). Kalziumgaben sind deshalb nur zusammen mit guter Magnesiumversorgung sinnvoll, wie sie auch im biogenen Mineralgemisch „Original DOL ALEX® sowie in Sojall MaKal (Magnesium/Kalzium) vorliegen.

In einer Langzeitstudie nahm die Knochendichte zu (um 8% in zwei Jahren), abnorme neue Knochenbrüche traten nicht mehr auf, nachdem täglich mit 250-750 mg Magnesium ergänzt wurde. Magnesiumgaben in der Dosierung von 400-500 mg/ Tag sind weitgehendst unbedenklich (Vorsicht und Überwachung sind aber notwendig bei vorbestehenden Nierenfunktionsstörungen) - und bei Beachtung dieser Einschränkung sinnvoll, auch für andere Stoffwechsel- und Funktionsbereiche (vor allem für Herz und Kreislauf).

Die moderne Ernährungsforschung weist eindeutig darauf hin, dass die wichtigste Ursache von Osteoporose in erster Linie nicht ein zu geringer Anteil an Kalzium in der Nahrung ist, sondern ein zu hoher Anteil an tierischem Eiweiß. Je mehr überschüssiges Eiweiß zugeführt wird, desto negativer wird die Kalziumbilanz. Der oft empfohlene Kuhmilchgenuss wirkt negativ, denn Kuhmilch enthält große Mengen an Phosphaten.

Vitalstoffarme Ernährung
(isolierte Kohlenhydrate)

Übersäuerung
des Organismus
(Eiweißmast)

Beschädigte
Knochenstruktur

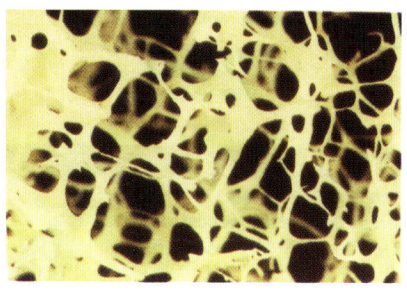

Phosphatüberschüsse
binden
Kalzium

Bewegungsmangel
knochenbildende Zellen
benötigen elektrische Impulse durch Bewegung

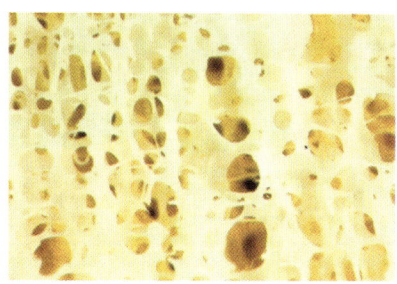

Gesunde
Knochenstruktur

In Zeiten des Mangels entnimmt der Körper das fehlende Kalzium den Knochen, die dem Organismus als Kalzium speicher dienen. Diese Entnahme hat jedoch einen Verlust von Knochensubstanz zur Folge. Hält die Unterversorgung längere Zeit an, kann das die Bruchfestigkeit der Knochen ernsthaft gefährden (siehe oberes Bild).

Gesundheitsgefahr: Mineralmangel

Normalerweise enthält der Körper eines erwachsenen Menschen etwa 3 kg Mineralstoffe, das sind fast 5 Prozent des Körpergewichtes. Der weitaus größte Teil davon entfällt auf die Knochen. An erster Stelle stehen Kalzium und Phosphor.

Bei besonderen körperlichen Belastungen und in Stress-Situationen kommt es zu einer erhöhten Ausscheidung von Körperflüssigkeit durch die Haut, durch die Nieren und die Lunge. **Diese Ausscheidung ist mit Verlusten an Mineralstoffen verbunden. Wenn dem Körper zu viel Säure zugeführt wurde, ist er gezwungen, die zur Neutralisation benötigten basischen Mineralstoffe aus dem Gewebe zu entnehmen, um nicht die Ausscheidungsorgane durch die Säure zu schädigen.** Je größer die Säurebelastung ist, desto mehr benötigt der Körper zum Ausgleich die Mineralien, insbesondere Kalzium.

Diese intensive Aushöhlung der im Körper angelegten Mineralreserven kann dann schrittweise zu einer Ent-mineralisierung führen **und zu einem ausgeprägten Mineralstoffmangel.** Nur die ausreichende Zufuhr von Mineralstoffen kann verhindern, dass der Körper diese Mineralstoffe dort abzieht, wo ihr Gehalt am höchsten ist, in Knochen, Zähnen, Gelenken und Muskeln.

Denaturierte, isolierte Kohlenhydrate, wie weißes Mehl (z.B. Nudeln), weißer Zucker (z.B. Torten, Schokolade, Colagetränke), glasierter Reis usw. sind frei von allen Vitalstoffen und verbrauchen beim Stoffwechsel B-Vitamine und vor allem Mineralien, insbesondere Kalzium, denn der Kohlenhydratstoffwechsel geschieht im basischen Milieu, wogegen der Eiweißstoffwechsel nur im sauren Milieu möglich ist.

So können Vitamin- und Mineralmangel zu einem Energiemangel führen. Dies kann zugleich auch zu ernsten Belastungen durch Abfall- und Giftstoffe führen. Zumeist geht mit dem Überkonsum von Zivilisationskost ein Mangel an Mineralien einher, der auch durch die Denaturierung und durch das Auskochen der Nahrungsmittel verursacht wird.

Dabei ist die Erkenntnis von Hippokrates eine ganz wichtige Grundlage, auch für die Krebstherapie, wenn er sagt: **„Die Heilkunst besteht im Zusetzen und im Wegnehmen; in der Wegnahme des Überschüssigen (Übersäuerung) und im Zusetzen des Fehlenden (Mineralmangel)."**

Ein übermäßiger Genuss von Eiweiß kann also zu Kalziumausscheidungen führen. Denaturierte Kohlenhydrate (weißer Zucker, Weißmehl) bringen keine Vitamine und Kalk in den Körper, **sondern sie verbrauchen sie beim Abbau und werden so zu Vitamin- und Kalkräubern.**

Gefährliche Kalziumräuber und damit „Knochennager" sind stark phosphathaltige Lebensmittel, wie Wurst, Schmelzkäse, Colagetränke u.v.m. Phosphor und Kalzium sind eng gekoppelt.

An sich kann ohne ausreichendes Phosphat (ATP = Adenosintriphosphat) der Körper keine Energie erzeugen. **Aber zu viel Phosphat bindet nicht nur Kalzium, sondern es verhindert auch die Bindung des Eisens und damit den Sauerstoff. Ein hoher Phosphordruck lässt keinen hohen Sauerstoff-Druck zu. Phosphatzufuhr muss deshalb mit einer entsprechenden Kalziumaufnahme gedeckt werden.**

Prof. Kollath hat an Ratten und Dr. Pottenger an Katzen in einem Zeitraum von 5 Jahren Versuche mit denaturierter, minderwertiger Nahrung durchgeführt, wie sie heute von vielen Menschen verzehrt wird. Sie haben dabei festgestellt, dass bei den Tieren zuerst die Zähne, dann das Stützgewebe (Wirbelsäule) und die Knochen und erst später die Blutgefäße und die Leber in Mitleidenschaft gezogen wurden, ohne dass die Tiere dabei zugrunde gegangen wären: Sie lebten weiter, allerdings in einem Kümmerzustand. **Diese Erscheinung zeigt sich auch beim Menschen durch denaturierte Nahrung.**

Medizin kontrovers berichtet: „Eine wissenschaftliche Untersuchung belegt, **dass die Osteoporose durch Fehlernährung, namentlich durch Übereiweiß und damit durch eine Übersäuerung des Stoffwechsels hervorgerufen wird.** Versuchspersonen wurden jeweils 5 Tage mit niederem (Lakto-vegetetarischer Kost) Proteinanteil = 49 Gramm Eiweiß pro Tag und einem hohen (Fleischnahrung) Proteinanteil = 120 Gramm pro Tag, ernährt.

In den letzten 48 Stunden wurde der Anteil der Säuren gemessen, die über die Nieren ausgeschieden wurden:
Lakto-vegetarische Kost = Säureanteil 24,1 mmol/Tag
Fleisch-Diät = 135.5 mmol/Tag
Kalzium über die Nieren ausgeschieden:
Bei Lakto-vegetarischer Kost 3,8 mmol/Tag
Bei Fleischkost 8,6 mmol/Tag."

So kann ein Kalzium-Defizit früher oder später zu ernsten Erkrankungen führen.

Superquelle Original DOL ALEX ® - früher Dolpes

Bei normaler Mischkost ist heute die Magnesium- und Kalziumversorgung nicht voll gewährleistet. Die Ursachen für den Mangel im Überfluss benennt Dr. Heinz Liesen, Sportmediziner und Spezialist für Ernährungsfragen: „Es sind drei Hauptursachen erkennbar. Erstens: Die Auslaugung oder Überdüngung unserer Böden. Zweitens: Die steigende Umweltbelastung durch Luftverschmutzung. Drittens: Es werden die Pflanzen durch Zucht und genetische Veränderungen zu immer schnellerem Wachstum gezwungen. Sie können keine Inhaltsstoffe mehr aufnehmen oder aufbauen". Ein weiterer negativer Punkt ist die industrielle Verarbeitung der Nahrung, die Denaturierung der Produkte.

An der Justus-von-Liebig-Universität in Gießen wurden 55 erwachsene Männer und Frauen vier Monate lang beobachtet. Sie bekamen normale Mischkost zu essen: Obst, Gemüse, Fleisch und Fisch. Die Analysen bewiesen, **dass die tatsächliche Magnesium-Aufnahme um 18 Prozent geringer war,** als sie laut gültiger Nährwert-Tabelle hätte sein müssen.

Das heißt: den Menschen fehlten 18 Prozent Magnesium, weil dies nicht mehr in der Nahrung war. Die Probanden erreichten deshalb nicht die von der Deutschen Gesellschaft für Ernährung empfohlene Menge. Sie waren bereits nach vier Wochen in einer akuten Mangelsituation, somit gehörten sie zu einer Risikogruppe.

Das Übel der Unterversorgung verstärkt sich, wenn wir einen erhöhten Bedarf an Inhaltsstoffen haben, z.B. längere ungewohnte körperliche Betätigung, Stress in der Familie oder am Arbeitsplatz, nach schweren Verletzungen und Operationen, bei stärkerem Alkohol- oder Nikotinkonsum. **Ein weiterer ernst zu nehmender Faktor aber ist eine säureproduzierende Ernährung, insbesondere mit Phosphaten, die sich als starke Mineralstoff-Räuber erweisen. Da der Nachschub an Mineralstoffen relativ gering ist, geraten wir in einen Dauermangel mit hinreichenden Folgen bis hin zu Krebs.**

Diesen Mangel kann man durch eine Umstellung der Ernährung auf Vollwertkost und **durch eine zusätzliche magnesium- und kalziumhaltige Nahrungsergänzung lindern.** Als ein ganz besonderes, reines Nahrungsergänzungsmittel mit natürlichem Biomineralstoff hat sich Original DOL ALEX® erwiesen. Dies ist Natur pur im richtigen Verhältnis CaO/ MgO 2 : 1, wie unsere Zellen und somit bioverfügbar.

Aus den Unterlagen von Prof. Dr. habil. med. Julian Aleksandrowicz geht hervor, dass Original DOL ALEX® aus der Natur eine der besten biogenen Kalzium- und Magnesiumquellen ist. Dies steht im richtigen Verhältnis für eine gleichzeitige Aufnahme von biogenem Kalzium und Magnesium im Darmtrakt. Es gibt nur wenige natürliche Alternativen unter den Nahrungsergänzungsmitteln mit guter BIO-Verfügbarkeit im richtigen Verhältnis von Kalzium/ Magnesium 2:1.

Prof. Aleksandrowicz gelang es zusammen mit anderen Medizinern, einige Patente für Arzneimittel auf der Basis von Original DOL ALEX® genehmigen zu lassen. Eine weitere Auszeichnung erhielt er durch die erfolgreiche Zusammenarbeit mit der NASA.

Da alle landwirtschaftlichen Produkte einen immer geringeren Mineraliengehalt haben, ist es leicht verständlich, warum Knochenerkrankungen zunehmen und die wenigsten erkennen, worin die Ursache des Übels liegt. Man kann normalerweise niemandem raten, größere Mengen magnesiumhaltiger Nahrungsmittel zu essen, sondern es ist einfacher, **eine biogene Magnesiumverbindung einzunehmen.** Die bestehenden Lücken können so auf einfache Weise gedeckt werden.

100 g Original DOL ALEX® (pulverisiert) enthalten in Oxidform durchschnittlich unter Berücksichtigung von Feuchtigkeit und Röstverlusten ca. 21 g Kalzium + ca. 11 g Magnesium. Da dies ein Naturprodukt ist, können die Werte geringfügig abweichen.

Als Tagesmenge, verteilt auf morgens und abends, wird empfohlen, nach Prof. Dr. Petra Kühne:
Für Erwachsene 1 bis 2 gestr. Teelöffel (sollte 8 bis 9 g nicht übersteigen); für Kinder 1 Teelöffel, entsprechend Gewicht und Alter.

Es kann in Fruchtsäften genommen werden, was die Resorption deutlich optimiert. Wenn es in Sauermilch (Demeter Schwedenmilch) oder Brottrunk genommen wird, verbessert die sich darin befindende Orotsäure eine noch optimalere Einschleusung des Magnesiums und Kalziums in die Körperzellen.

Eine naturgegebene Nahrungsergänzung mit Kalzium/ Magnesium 2:1 ist eine wirksame Unterstützung der Regenerationsvorgänge in unserem Körper:

- Verbesserung der Lebensenergie und Vitalität

- Aktivierung körperlicher Abwehrkräfte

- Aufbau von Knochen und Zähnen

- Verbesserung der Kontrolle des Blutzuckergehalts
  und Regulierung des Proteinstoffwechsels
- schöne Haut und feste, kräftige Fingernägel,
  kraftvoll glänzendes Haar
- Aufrechterhaltung der Gewebespannung
- Regenerierung des Säure-Basen-Depots,
  Ausleitung und Entschlackung
- Neutralisation von Umwelttoxinen
- Begünstigt positiv den Stoffwechsel
- Linderung von venösen Durchblutungsstörungen
- Verringerung einer Thrombosegefahr
- Verbesserung der Konzentrationsbereitschaft
- Hilfe bei neuralgischen Schmerzen
- Hilfe bei Beschwerden des Stütz- und Bewegungsapparates
- Vorbeugung gegen Osteoporose
- begünstigt die Heilung von Hautkrankheiten
- Betriebsstoff des Herzens
- Kräftigung der inneren Ruhe
- in der Wachstumsphase von Kindern
- bei Schlaflosigkeit oder Müdigkeit
- bei einseitiger oder falscher Ernährung (z.B. zu viel Fett)
- bei mangelnder Konzentrationsbereitschaft
- Erschöpfungszustand
- Tiefenwirksamkeit im Bereich der Schönheitspflege

Basische Bäder, Entsäuerung, Entschlackung und Ausleitung

Die Haut ist mehr als eine bloße Hülle, die unseren Körper überzieht und von der Außenwelt abgrenzt. Sie ist ein Organ mit vielfältigen Aufgaben. Sie ist ein Schutzschild gegenüber Schäden aus der Umwelt, ein Kontaktorgan von Mensch zu Mensch, ein hochsensibles Sinnesorgan, nicht nur für die Wahrnehmung von Kälte und Wärme, sondern auch für alle Arten von Verletzungen der Körperoberfläche. Sie ist aber auch „Visitenkarte" für die Qualität des akuten Befindens, die Haut ist auch ein unbestechliches Spiegelbild der Seele.

Unsere Haut besteht, im Querschnitt gesehen, aus drei Schichten: der Oberhaut (Epidermis), der Lederhaut (Corium) und dem Unterhaut-Fettgewebe (Subcutis), das die Haut mit den darunter liegenden Geweben verbindet.

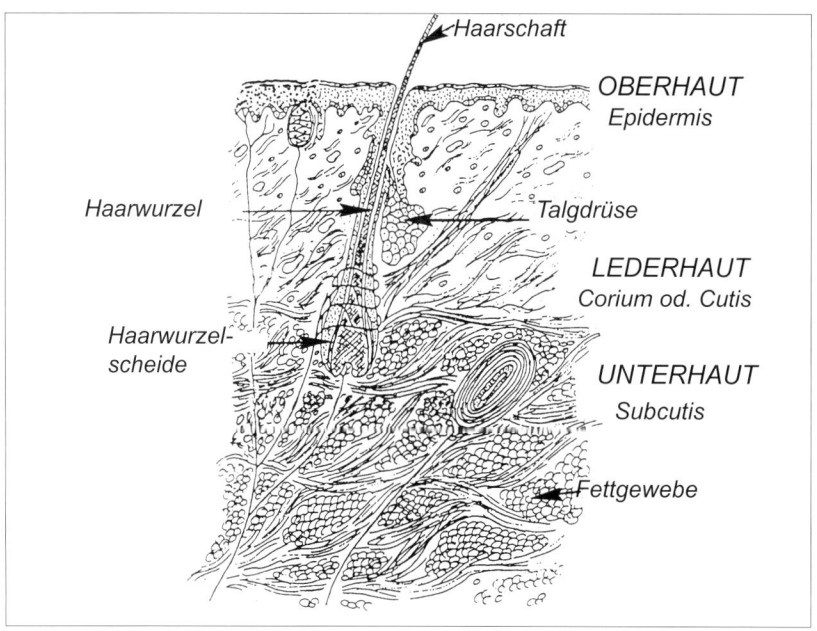

Im Allgemeinen spricht man von einem Säureschutzmantel der Haut. In Wahrheit aber ist die Haut der Menschen in den letzten Jahrzehnten immer saurer geworden. **Dieses ist eine Folge der sauren Müllabfuhr des Körpers auf dem Wege über die Haut.** Der Mensch ist mit einem pH-Wert von 7,35 seines Blutes ein basisches Lebewesen.

Die versäuerten Körper unserer Zeit bedürfen einer besonderen Körperpflege und zwar einer basischen Körperpflege. Ein Wellness Bad mit Original DOL ALEX® bringt den Säure-Basen-Haushalt der Haut in Ordnung. Wenn die Ausscheidungsorgane gut funktionieren, wird auch die Ausleitung von Giftstoffen ermöglicht. Diese Körperpflege neutralisiert und regt vor allem die Talgdrüsen zur Selbstfettung der Haut an und vertreibt Pilze mit pH-Werten von 8 bis 9. Diese leben vor allem im sauren Milieu. Es wurde festgestellt, dass bei besonders verschlackten Menschen das anfänglich basische Badewasser dann im Laufe des Bades immer saurer geworden ist. Krankheit ist mit Säure vergesellschaftet, Gesundheit mit Basen.

Anwendung: Für 1 Vollbad 1 bis 3 Esslöffel, für ein Sitzbad 1 Esslöffel, für 1 Fußbad 1/2 Esslöffel.

Dies wirkt sowohl entsäuernd als auch reinigend und entgiftend. In der Erörterung der vom Wasser ausgehenden Effekte spielt die Frage der Durchlässigkeit der Haut für Wasser eine wesentliche Rolle. Newling hat erstmalig festgestellt, dass das von der Haut aufgenommene Wasser nicht sofort ins Körperinnere abdiffundiert (durchdringt), sondern zunächst von der Haut festgehalten wird. Dies deutet auf einen spezifischen Speichermechanismus für Wasser in der Haut hin. Dieser Speichermechanismus könnte in der Epidermis liegen („stratum conjunctum").

Das Wasser wird von den zunächst in der Epidermis gebildeten Depots ganz allmählich noch lange nach Verlassen des Bades, unter Umgehung des Blutkreislaufes, in den extrazellulären Raum des Körperinneren überführt und kann dort unter Entfaltung seiner physiochemischen Effekte wirksam werden, ohne dass akute Gegenreaktionen auftreten.

Von der Haut aus kann der Stoffwechsel, der Kreislauf und das Seelenleben beeinflusst werden. Durch die Bäder werden Körpertonus und Psyche gehoben.

Es ist kein Zufall, dass in der heutigen Zeit die Hautprobleme so rapide zunehmen. Im Verlauf nur eines einzigen Jahrzehnts haben sich die Hautleiden und Hautkrankheiten mehr als verdoppelt.

Eine echte Natur-Kosmetik wird niemals nur die Oberfläche der Haut der Patienten allein behandeln. Wichtig ist auch eine Umstellung der Lebensweise; Fasten oder Safttage, Rohkost oder vitaminreiches Gemüse können für eine gesunde Haut mitverantwortlich sein.

Für eine den ganzen Körper beeinflussende Therapie bietet sich kein anderes Organ so sehr an, wie die gesunde Haut, denn sie ist die beste Kontaktstelle zwischen der Außenwelt und allen inneren Organen. Deshalb spielt die Haut eine Schlüsselrolle.

Hier kann der natürliche Bio-Mineralstoff Magnesium-Kalzium nicht nur als wertvoller Badezusatz dienen, sondern auch als wichtige und wertvolle Nahrungsergänzung. Mineralstoffe sind keine Arznei, sie sind Lebens-Mittel, die in unseren Lebensmitteln heute leider ungenügend vorhanden sind.

Zusammenfassung

Justus von Liebig erkannte bereits die Bedeutung der Mineralstoffe für einen funktionsfähigen Organismus. Schließlich sind unzählige Stoffwechselvorgänge von ihnen zu steuern; sie sind Eckpfeiler für unsere Gesundheit und für unser Wohlbefinden.

Sehr wichtig ist eine gute Bioverfügbarkeit, damit die Mineralien auch in die Zelle eindringen können. Sie müssen sich in einer feinstofflichen, ionalen bzw. kolloidalen Form oder in einer organischen Verpackung (Chelate) befinden.

Der Körper greift nur dann auf die anorganischen Mineralien zurück, wenn er seinen Bedarf nicht aus Chelaten der organischen Nahrung decken kann. Kalziumkarbonat wird beispielsweise nur zu 5-10 Prozent aufgenommen, Kalzium in Chelatform aber zu 95 Prozent. Dies gilt auch für die ionische Form des Minerals, was aber nur bei hundertprozentiger Reinheit möglich ist.

Ein japanisches Ärzteteam fand heraus, dass bei biochemischen und intra- und extrazellulären Vorgängen, die das Kalzium im Körper bewirkt, genau die halbe Menge an Magnesium erforderlich ist. **Ohne Magnesium können die durch Kalzium-Ionen hervorgerufenen Vorgänge nicht ablaufen.**

Das erklärt, dass bei der Einnahme von Kalzium auch immer die nötige Menge an Magnesium vorhanden sein muss, damit das Kalzium optimal verwertet werden kann. Ein optimales Kalzium-Magnesium-Verhältnis finden wir übrigens auch in zahlreichen gesund gewachsenen Obst- und Gemüsesorten, auch in Original DOL ALEX® und Sojall MaKal.

Der Körper kann keine langfristigen Vorräte anlegen, Mineralstoffe gehen fortwährend mit dem Harn, dem Stuhl, den Haaren, beim Schwitzen und bei Hautabschürfungen verloren.

Fachleute schätzen, dass bereits 5-10 Prozent aller Bewohner unter ausgeprägtem Magnesium-Mangel leiden. Bei rund 80 Prozent aller Infarktpatienten liegt ein Magnesium-Mangel vor. Laut Ernährungsbericht ist jedes dritte Kind, jeder vierte Jugendliche und jede fünfte Frau mit Kalzium unterversorgt.

Hoher Mineralverbrauch im Körper geschieht durch Pufferung von überschüssigen Säuren, die auch durch Eiweißmast ausgelöst werden können, außerdem durch Stoffwechselregulierung von isolierten Kohlenhydraten, die keine Basen mehr mitbringen und durch Bindung von Mineralien an Phosphate.

Bei Nichtvorhandensein oder einem Mangel an Mineralstoffen, Vitaminen und Enzymen zeigt sich eine Regenerationsschwäche. Alle Organe können dann ihre volle Funktionsfähigkeit einbüßen; speziell Magen, Bauchspeicheldrüse, Darm, Blase und das Gehirn mit dem Nervensystem. Mineral-, Vitamin- und Enzymmangel kann also zu Stoffwechselstörungen, Immunschwäche, Allergien, Blutarmut, Hautkrankheiten, Wachstumsstörungen, Herz-Kreislaufbeschwerden, Magen-Darmproblemen, Nervenschwäche, Depressionen, Rheuma, Diabetes, Gelenk- und Knochenproblemen führen.

Eine der häufigsten Knochenkrankheiten ist die Osteoporose (Knochenschwund), die bereits schon ausführlich erwähnt wurde.

Das freie Kalzium schwimmt in drei verschiedenen Formen durch unser Blutsystem: 47 Prozent als freie Ionen, 46

Prozent an freie Eiweiß-Taxis und 7 Prozent an organische Säuren gebunden. Nur die Hälfte des mit der Nahrung aufgenommene Kalziums wird auch dem inneren Stoffwechsel zugeführt.

Der Mensch benötigt 800 bis 1200 Milligramm Kalzium pro Tag.

Magnesium wird seit längerer Zeit zu einem der wichtigsten Mineralstoffe gezählt. In der zweiten Lebenshälfte (ab 50 Jahren) baut der Körper Magnesium stärker ab, deshalb sollte es auf natürliche Weise ergänzt werden.

Magnesium leitet das an sich blinde Kalzium an die richtigen Stellen und holt es aus den Knorpeln und Knorpelgelenken heraus, um es an den Knochen anzulagern. Damit werden die Knochen fester, die Knorpel wieder weicher und die Membranen werden wieder geschmeidiger.

Erfreulicherweise kann Original DOL ALEX® mit dem natürlichen Kalzium-Magnesium Verhältnis 2:1 bei verschiedenen Knochenerkrankungen und auch bei Stressbelastungen Hoffnung und Hilfe geben. Die hundertprozentige Reinheit ergibt bei einer Lösung in Wasser oder Obstsaft eine ionisierende Struktur, die durch die Zellwand in die Zelle geschleust wird. Sie trägt zur Regenerierung der verlorenen Mineralstoffreserven in den Zellen bei, was zu einem stabilen Gesundheitszustand führen kann. Damit steht die Heilkraft der Natur aus natürlichem Rohstoff ohne Zusätze und ohne Chemie jedem Menschen zur Verfügung.

Zu beachten ist allerdings: Mineralien sind nicht gleich Mineralien. Durch technische Bearbeitung können im Allgemeinen die Stoffe denaturiert sein und sich für den Körper als Fremdstoffe erweisen. Die Körperzellen bedienen sich in erster Linie der natürlichen Produkte. Fremdstoffe werden oft abgelagert und stellen eine Gefahr für den Körper dar. Gerade die naturgegebene Kalzium-Zufuhr, gepaart im richtigen Verhältnis mit Magnesium, kann die Mineralmangelprobleme auf einfache und biologische Art lösen.

Weiter zu beachten wäre, dass nicht nur die Symptome behandelt werden, sondern es braucht Mut, um die Ursachen ins Auge zu fassen und diese liegen in den weitaus meisten Fällen in einer Versäuerung der Gewebe und dadurch bedingt in einem empfindlichen Mineralmangel. Dem kann jedoch abgeholfen werden mit gutem Willen und genügender Konsequenz.

Es sollte insbesondere eine basenüberschüssige Ernährung bevorzugt werden, die sich in der lakto-vegetabilen Kost anbietet. Wenn wir unserem Körper genügend basische Nahrungsmittel geben, können durch sie die entstandenen Säuren leichter ohne Körperdefizite neutralisiert werden.

Ein weitgehender Verzicht auf Mineralräuber (isolierte Kohlenhydrate, phosphathaltige Lebensmittel, Kaffee, Alkohol, Cola usw.) ist anzuraten. Prof. Hoff kam aufgrund seiner Beobachtungen zu der Schlussfolgerung, dass es bei einer sauren Verschiebung des Stoffwechsels auch zu depressiven Verstimmungen kommen kann, während bei mehr basischer Reaktion des Körpers eine freudige Stimmungslage herrscht. Die Art der Ernährung ist also nicht nur für die körperliche, sondern auch für die geistige Gesundheit eine wichtige Voraussetzung.

Hier gilt auch der alte Spruch:
„Es gibt nichts Gutes,
außer man tut es.“

Gesundheits-Weisheiten

Pfarrer Sebastian Kneipp: „Wer nicht jeden Tag etwas Zeit für die Gesundheit aufbringt, muss eines Tages viel Zeit für die Krankheit opfern."

Arthur Schopenhauer: „Die größte aller Torheiten ist, seine Gesundheit aufzuopfern, für was es auch sei. Gesundheit ist nicht alles, aber alles ist nichts, ohne Gesundheit."

Dr. med. Bircher-Benner: „Die Ernährung ist nicht das Höchste im Leben, aber sie ist der Nährboden, auf dem das Höchste gedeihen oder verderben kann."

Dr. H. P. Rusch: „Die Zivilisationskrankheiten des Menschen entstehen in der Hauptsache auf dem Wege der Ernährung und können nur auf diesem Wege über eine richtige Ernährung geheilt werden."

Hippokrates: „Kraft, Wachstum und Aufbau sind die Resultate einer richtigen Ernährung. Eure Nahrungsmittel sollen eure Heilmittel sein. Jeder Arzt sollte ein Lehrling der Natur sein."

Dr. med. Karl Windstoßer: „Die Zukunft gehört den Völkern, die imstande sind, aus der modernen Ernährungswissenschaft die glücklichsten Lehren zu ziehen."

Lagarde: „Alle Mängel im menschlichen Leben sind keine Veranlassung zur weinerlichen Klage, sondern eine Aufgabe."

Quellenverzeichnis:

Burgersteins Handbuch Nährstoffe, Haug Verlag, Heidelberg
Davis, Gesund bleiben ein Leben lang, Hörnemann Verlag, Bonn
Dietl/Ohlenschläfer, Handbuch der Orthomolekularen Medizin,
Haug Verlag, Heidelberg
Herder Lexikon der Biochemie und Molekularbiologie,
Spectrum-Akad-Verlag, Heidelberg
Hoerning, Dr. med. Martin, Mineralstoffe und Spurenelemente
Der Naturarzt 02/93
Juhan, Deane, Körperarbeit, Knaur, Alternativ Heilen
Kuklinski/van Lunteren, Neue Chancen, Zellschutz mit
Antioxidantien, Lebensbaum Verlag, Bielefeld
Lajustica Bergasa, Ana Maria, Kampf der Arthrose,
Ennsthaler Verlag, A-4402 Steyr
Merkl, Barbara,: Calzium, natürlich vegetarisch 06/01
Die Mineralstofftherapie, Natur & Heilen 06/90 und 08/90
Natur & Technik, Lauer Information, nach Prof. Aleksandrowicz
Papierowski, Martin, Mangel im Überfluss, Chancen
Seeger, P.G., Warum Magnesium so wichtig ist, raum & zeit 33/88
Wörwag Pharma, Warum Magnesium so wichtig ist,
raum & zeit 46/90
Schmiedel, Dr. med. Volker, Kalzium, Der Naturarzt 01/96
Ulmer, Günter A., Lebensenergie und Gesundheit,
G. A. Ulmer Verlag, Tuningen
Ulmer, Günter A., Basisbuch für Ernährung,
G. A. Ulmer Verlag, Tuningen
Ulmer, Günter A., Ernährung mit Vernunft,
G. A. Ulmer Verlag, Tuningen
Ulmer Günter A, Schutz vor Alzheimer
G. A. Ulmer Verlag, Tuningen
Waerland-Monatsheft 11/00, Auf der Spur der Spurenelemente

Register:

Im gleichen Verlag erschienen:
Bücher zu aktuellen Themen: Gesundheit - Natur - Umwelt

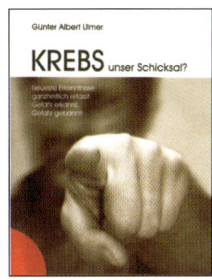

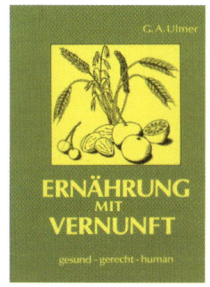

Krebs unser Schicksal?
G. A. Ulmer

Krebs ist wohl die größte Geißel der Menschheit, trotz vielen ärztlichen Bemühungen. Die große Frage ist diese: Ist Krebs wirklich eine Krankheit oder nur das Ergebnis eines gestörten und entgleisten Stoffwechsels?
Das Buch sucht die Entstehung des Krebsgeschehens in einem ganzheitlichen Blickwinkel zu erfassen und auch naturgegebene Lösungsvorschläge anzubieten.
240 S., geb., 35 Abb., ISBN 978-3-932346-67-5

Ernährung mit Vernunft
G. A. Ulmer

Dieses Buch erschließt Grundlagen einer gesunden Ernährung. Die Nahrung bestimmt die Qualität des Blutes, das die Zellen unseres Körpers versorgt. Deshalb ist es sinnvoll, Wichtiges über die Zusammensetzung der Nahrungsmittel, über den Stoffwechsel und die Verdauung zu erfahren.
Mit 100 einfachen, erprobten Rezepten.
208 S., br., 236 Abb.,
ISBN 978-3-932346-64-4

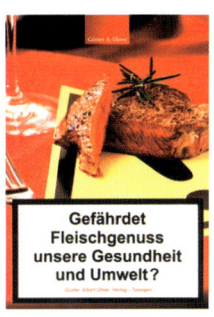

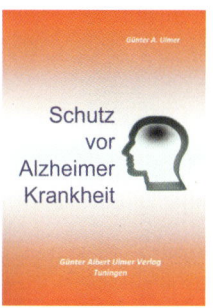

Gefährdet Fleischgenuss unsere Gesundheit und Umwelt?
G. A. Ulmer

Es ist ein Buch, das Jeden angeht und das in keiner Familie fehlen sollte, insbesondere auch im Sinne der Gesundheitsvorsorge. Es gilt heute die Tatsache, dass 70 Prozent der Krankheiten ernährungsbedingt sind. So ist es wichtig, die Quellen der Beschwerden zu finden und sie weitgehend abzustellen. Wo liegen die Hauptursachen der Krankheiten?
120 S., br., 10 Abb.,
ISBN 978-3-932346-61-3

Schutz vor Alzheimer Krankheit
G. A. Ulmer

Die Alzheimer Krankheit ist eine multikausale Erkrankung: Schwermetalle, freie Radikale, Homocystein, AGE-Komplex und das metabolische Syndrom spielen hierbei eine große Rolle. Das Buch gibt Hinweise, wie es möglich sein kann, Demenz einzuschränken bzw. sogar verhindern zu können.
112 S., br., 24 Abb.,
ISBN 978-3-932346-70-5

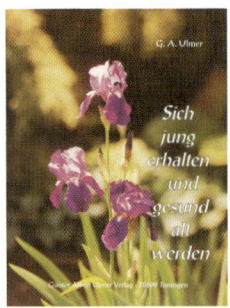

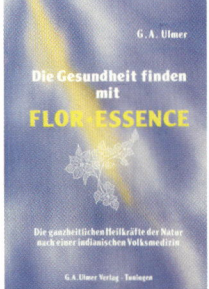

Sich jung erhalten und gesund alt werden
G. A. Ulmer

Das Altwerden ist nicht gleichbedeutend mit Krankheit oder Schwäche. Im Gegenteil, nach vielen gemachten Erfahrungen kann man neue Weichen stellen und neue Ziele definieren. Jeder hat die Chance, wie in diesem Buch gezeigt wird, sich jung zu erhalten und gesund alt zu werden.
208 S., geb., 37 Abb., ISBN 978-3-932346-40-8

Die Gesundheit finden mit Flor*Essence
G. A. Ulmer

Dieses Buch stellt eine Kräutermischung vor, deren Grundrezept aus dem Naturheilschatz der Ojibwa-Indianer stammt. Flor*Essence hat eine besondere Wirkung auf den gesamten Organismus; sie baut das Blut auf, hilft der Verdauung, wirkt günstig auf die Darmflora, regt das Immunsystem an und reinigt den Körper.
88 S., br., 10 Abb., ISBN 978-3-924191-80-1

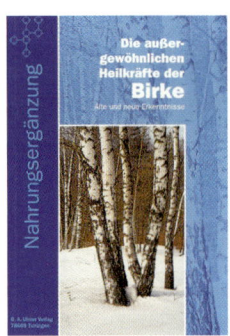

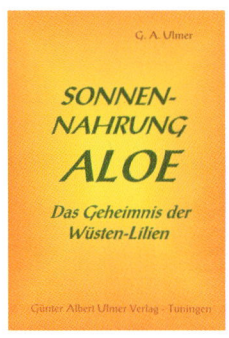

Die außergewöhnlichen Heilkräfte der Birke
G. A. Ulmer

Das Mineral- und Spurenelemente-Angebot in der Birke, insbesondere Molybdän vor allem in der Birkenasche, gibt Anlass dazu, sich mit diesen Mineral- und Spurenelementen ausführlicher zu beschäftigen, denn sie sind für unsere Gesundheit und zur Regenerierung des Körpers ungemein wichtig. Sie stehen uns in natürlicher Komposition zur Verfügung.
48 S., br., 9 Abb., ISBN 978-3-932346-56-9

Sonnen-Nahrung Aloe
G. A. Ulmer

Die über 300 hoch wirksamen, lebenswichtigen Inhaltsstoffe der Aloe finden wir in der Natur nicht ein zweites Mal. Der Aloe-Saft ist eine äußerst wertvolle Nahrungsergänzung, denn er kann insbesondere mit seinem Hauptwirkstoff Acemannan die Körperzellen nähren, reinigen und die Widerstandskräfte des gesamten Organismus stärken.
57 S., geh., 9 Abb., ISBN 978-3-932346-36-1

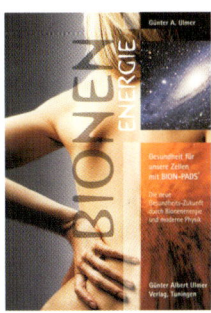

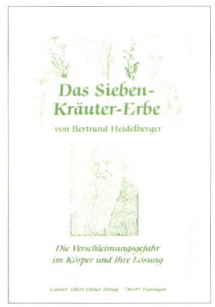

Gesundheit für unsere Zellen mit BION-PADS®
G. A. Ulmer

Die Informationen der Bion-Pads besitzen die Eigenschaft, dem erkrankten Zellstoffwechsel die biophysikalischen Frequenzen aufzuschwingen, wodurch eine Resonanz und damit ein geregelter Stoffwechsel erzielt werden kann. Dadurch werden die Enzyme und die Nerven wieder in Harmonie gebracht.
80 S., 50 Abb., ISBN 978-3-932346-65-1

Das Sieben-Kräuter-Erbe von Bertrand Heidelberger
Bertrand Heidelberger

Das Ergebnis seiner über 50-jährigen Erfahrung auf dem Gebiet der Naturheilkunde hat Bertrand Heidelberger als Vermächtnis zur Verfügung gestellt. Er erkannte, dass zu viel und zäher Schleim Auslöser mancher Krankheiten sei. Jedes Einzelne der 7 Kräuter ist ein Wunder an Heilkraft und Wirksamkeit.
48 S., br., 7 Abb., ISBN 978-3-932346-08-8

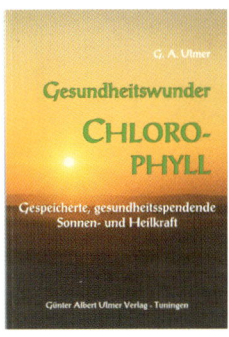

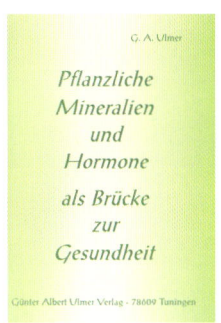

Gesundheitswunder Chlorophyll
G. A. Ulmer

Chlorophyll ist mit dem Blutfarbstoff Hämoglobin verwandt. So schafft es die Voraussetzung für ein gesundes Blut und eine gesunde Lymphe. Es hat auch eine positive Wirkung auf Herz und Nerven, wirkt durch seine hohen Basenwerte positiv auf die Darmflora und auf das Säure-Basen-Gleichgewicht des Körpers.
80 S., br., 13 Abb., ISBN 978-3-924191-99-3

Pflanzliche Mineralien und Hormone als Brücke zur Gesundheit
G. A. Ulmer

Dieses Buch zeigt, dass ein guter Schutzeffekt auf Knochen, Blutfette und Herz durch Pflanzen-Östrogene erzielt wird. Sie sind im Soja und in Blütenpollen enthalten. Es berichtet auch über die reichhaltige Schatzkammer an Mineralien, die sich in der Hirse befinden.
48 S., geh., 7 Graf., ISBN 978-3-932346-42-2

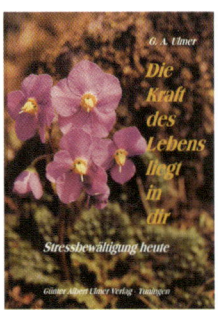

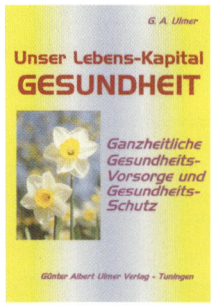

Die Kraft des Lebens liegt in dir –
Stressbewältigung heute
G. A. Ulmer

Viele Menschen fühlen sich heute gestresst. Unsere Gesundheit baut sich auf sieben Grundsäulen auf: Natürliche Ernährung, bewusste Atmung, allseitige Muskelbewegung, systematische Haut- und Drüsenpflege, naturgemäßer Schlaf, reiche Flüssigkeitszufuhr und richtiges, positives Denken.
96 S., geb., 8 Farbb., ISBN 978-3-924191-98-6

Unser Lebens-Kapital Gesundheit
Ganzheitliche Gesundheitsvorsorge
G. A. Ulmer

Es gibt unzählige Krankheiten, aber nur eine Gesundheit. Statt immer nur von Krankenfürsorge zu reden, sollte besser Gesundheitsvorsorge gefördert werden. Hippokrates wusste darum und forderte deshalb jeden Patienten auf, selbst aktiv zu werden.
208 S., geb., 55 Abb., ISBN 978-3-932346-49-1

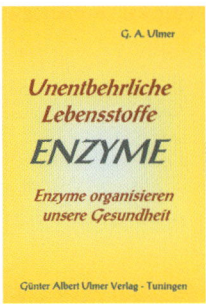

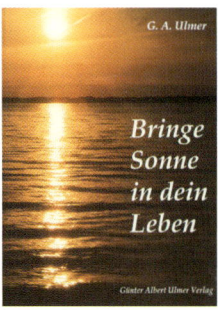

Unentbehrliche Lebensstoffe ENZYME
G. A. Ulmer

Über 80 Prozent der Menschen in unserem Land leiden an Vitalstoff- bzw. Enzym-Mangel. Fehlende Enzyme sollten deshalb dem Körper gezielt zugeführt werden. Durch bewusst aufgenommene Enzyme eröffnet sich ein neuer Ansatz, den Organismus wieder ins Gleichgewicht zu bringen.
72 S., br., 12 Abb., ISBN 978-3-932346-45-3

Bringe Sonne in dein Leben
G. A. Ulmer

Nicht nur die Gesundheit im Materiellen, sondern auch die Gesundheit im Psychischen ist wichtig. Unser Gemüt und unsere innere Welt können nur dann gedeihen, wenn sie täglich eine innere Nahrung durch positive Gedanken und Gefühle erhalten.
68 S., geb., 8 Farbb., ISBN 978-3-932346-29-3